乳牙列期咬合诱导

原　著　[日]町田幸雄

主　译　王小竞

副主译　葛　鑫

译　者　王小竞　葛　鑫　王　勇
　　　　刘颖凤　张彩娣

世界图书出版公司

西安　北京　广州　上海

图书在版编目(CIP)数据

乳牙列期咬合诱导/(日)町田幸雄著;王小竞译. —西安:
世界图书出版西安有限公司,2015.10
ISBN 978 - 7 - 5192 - 0242 - 2

Ⅰ. ①乳… Ⅱ. ①町… ②王… Ⅲ. ①乳牙—保健 Ⅳ.
①R788

中国版本图书馆 CIP 数据核字(2015)第 228938 号

版权贸易登记号 25 - 2007 - 026

Ruyalieqi Yaoheyoudao

乳牙列期咬合诱导

原 著	[日]町田幸雄	
主 译	王小竞	
责任编辑	马元怡	

出版发行	**世界图书出版西安有限公司**
地 址	西安市北大街85号
邮 编	710003
电 话	029 - 87233647(市场营销部)
	029 - 87234767(总编室)
传 真	029 - 87279675
经 销	全国各地新华书店
印 刷	陕西金和印务有限公司
成品尺寸	889mm×1194mm 1/16
印 张	10.5
字 数	110 千字
版 次	2015 年 10 月第 1 版
印 次	2015 年 10 月第 1 次印刷
书 号	ISBN 978 - 7 - 5192 - 0242 - 2
定 价	120.00 元

FOREWORD 译者序

儿童处于生长发育的活跃阶段。在这个时期，常见的口腔疾病会对儿童颅颌面、骨骼及牙列咬合的正常动态变化过程产生影响，导致面型异常及各种错𬌗畸形。儿童口腔科诊疗的重要组成内容是针对儿童可能或已经出现的各种错𬌗畸形，分析其可能病因，结合儿童生长发育特点，对其进行早期咬合诱导，以使患儿的乳牙列可以顺利替换为恒牙列。随着我国人民生活质量的逐步提高及爱牙意识的不断增强，儿童口腔早期错𬌗畸形要求矫治的迫切性也日益增加。

针对这一现状，我一直希望寻找一本全面、系统、详尽的专著作为儿童咬合诱导的基本参考书，用于口腔科医师临床指导及口腔专业医学生教学。2006—2007年，我在日本东京齿科大学小儿齿科担任客座教授期间，有幸结识町田幸雄教授，并拜读其所著的《乳牙列期咬合诱导》一书，在初览此书时我就被其经典而简明的叙述所吸引，当即决定将其译为中文。本书初稿完成后经多次修改、校对，最终形成了现在的中文译本。

町田幸雄教授主编的这本著作是依据其在日本东京齿科大学小儿齿科32年的临床经验及研究成果所著，并配以大量临床病例，是儿童口腔医学领域的一部经典科学书籍。该专著不但精辟论述了乳牙列期咬合诱导的基本理论知识，同时介绍了该时期常见错𬌗畸形的治疗策略，图文并茂，实用性强。在整本著作表达中所体现出的客观、准确、实事求是的治学态度，也是我们所敬仰并孜孜以求的。

作为译者，我从事儿童口腔医学医疗、教学、科研工作已20余年，尽管已经诊治过很多早期错𬌗畸形患儿，并主持多项临床研究项目，但仍然在翻译本书的过程中获益匪浅。在翻译时，我们对一些内容进行了适当修改，使之更切合我国国情。相信本书的出版对口腔医师及口腔专业医学生均会有所帮助。

为保证翻译质量，日本东京齿科大学药师寺仁教授在本书翻译过程中给予了大量无私的帮助，我们也进行过多次修改与校对，尽管如此，不足之处在所难免。在本书为口腔医师及口腔专业医学生诊治儿童早期错𬌗畸形提供帮助的同时，也恳请广大同仁给予批评指正，在此深表谢意！最后，衷心地希望本书的读者们能够与我国蓬勃发展的儿童口腔医学事业一起迈向更美好的明天！

2015 年 8 月

PREFACE 序 言

近年来，越来越多的家长从儿童婴幼儿时期就开始关注其牙齿的排列与咬合。然而，许多口腔正畸专科医师对牙列问题主张不进行早期干预，对来院就诊的患儿多建议观察至12岁左右，在其替换为恒牙列时才开始治疗。这主要基于以下原因：希望缩短疗程；无法判断错殆畸形未完全暴露前对其进行早期干预治疗是否合适；难以预测乳牙列期和替牙列期牙齿生长发育变化，易造成复发。

儿童12岁时进入青春期。此时，儿童牙列和咬合的生长发育基本完成，第二性征开始出现，但颌面部的生长发育将持续至20岁左右。那么，12岁时开始治疗错殆畸形是否最为恰当？此阶段开始治疗，牙齿移动所需时间相对较短，但复发的可能性较高。因此，在治疗完成后，为了维持治疗效果，需要长时间保持，或切削及磨改牙齿，甚至需要终身佩戴保持器；而切削健康的牙体组织存在易患龋齿等风险。

基于上述原因，到儿童口腔科咨询错殆畸形治疗的家长和患儿逐年增多。笔者主张从乳牙列期就开始预防性治疗错殆畸形。实践表明：乳牙列期开始咬合诱导治疗，患儿适应性较好，不良反应相对较少，经过适当的保持后，复发率相对较低。同时，还可以充分利用不同部位牙颌的生长发育特点，尽早完成治疗，实现有效的咬合诱导。对于已发育完成的牙列，错殆畸形的治疗不应仅停留在牙列的形态调整，还要考虑相应口腔肌功能的改善以及较高的复发风险等问题。

感谢东京齿科大学儿童口腔科的各位同事在本书撰写过程中提供的宝贵资料，同时，也对给予我们支持的以日本儿童口腔医学研究所学习会为首的各位同仁表示衷心的感谢！

《混合牙列期咬合诱导》的专著正在筹划之中，将于近期出版。期待着它能早日与您见面。

町田　幸雄
2006 年 4 月于日本儿童口腔医学研究所

CONTENTS 目　录

第1章
现代咬合诱导

第1节
何谓咬合诱导

咬合诱导是指在自胎儿期开始经过出生后的无牙期以及乳牙萌出期、乳牙列完成期、混合牙列期和恒牙列期的过程中，充分考虑和把握儿童生长发育特点的同时，掌握各种可能影响儿童牙、牙列、颌骨及面部软组织生长发育的因素，并且对正在或已发生的错殆畸形早期做出正确判断，制订治疗方案，诱导形成健康正常的恒牙列。"咬合育成""儿童咬合管理及咬合育成"等说法可能不同，但是意思是相同的，没有大的区别[1]。

咬合诱导有广义和狭义之分，一般情况下多指狭义咬合诱导。狭义咬合诱导指通过间隙管理、乳牙部分磨除法、间隙恢复和获得法、牙的微小移动、上下颌殆关系调整和口腔不良习惯破除等治疗手段，防止错殆畸形发生或对已发生的错殆畸形进行早期治疗等，诱导建立正常恒牙咬合关系的措施。与此相对应，广义咬合诱导指保护牙，使其发育成正常殆的一切措施和方法，包括龋齿的充填修复和牙冠的修复，牙髓病、根尖周病的治疗，儿童期牙槽外科治疗，如：滞留乳牙拔除、迟萌埋伏恒牙的开窗助萌等[2]。

狭义的咬合诱导包括通过维持现状防止错殆畸形发生的被动咬合诱导和对于已发生的形态和功能异常早期干预、诱导正常咬合建立的主动咬合诱导两部分。

但是，笔者考虑这种分类方法并不一定适用。因为，对于同一问题处置的方法可能同时包括两方面的内容。例如，对于存在口腔不良习惯但未发生错殆畸形的儿童采取维持现状暂不干预的方法属于被动咬合诱导；但是对于存在口腔不良习惯已发生错殆畸形的儿童则要采取积极的方法破除不良习惯，而这种为了尽早恢复正常咬合状态而采取的处置方法又是主动咬合诱导方法[3]。

因此，在儿童口腔诊疗工作中咬合诱导不是一种独立存在的治疗方法，而是在必要时需要和其他方法共同采用的一种处置措施。本书将对广义的咬合诱导进行论述。

第 2 节
为什么要进行咬合诱导

当前日本口腔医学的发展已经到了一个转折期，进入了大力开展咬合诱导的时代。主要理由如下：

1. 咬合诱导关注度的提高

图 1.1 是 1966—1970 年东京齿科大学水道桥医院及 1986—1990 年东京齿科大学千叶医院来院就诊患儿就诊原因的结果分析。虽然地理位置不同，但我们可以认为图 1.1 所示水道桥医院资料代表了东京齿科大学儿童口腔科成立之初的状况，而千叶医院资料代表了近期的状况。

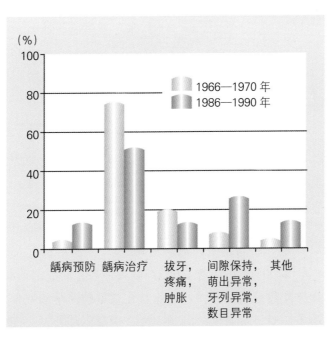

图 1.1　1966—1970 年和 1986—1990 年，东京齿科大学儿童口腔科就诊患儿就诊原因的比较[3]

两者比较后可见，在科室成立初期因龋就诊的患儿数量占当时门诊患儿总数的75.5%；目前，龋病仍是儿童来院就诊的首要原因，但比例已降至52%。与此同时，与咬合诱导相关的牙列异常、牙萌出异常、牙数目异常、间隙保持等就诊原因所占比例从不足7%增加至目前的26%[3]。由此可见，伴随儿童龋病发病率的降低，要求进行咬合诱导的患儿数量逐渐增多。

1995.03—1998.03东京齿科大学千叶医院儿童口腔科初诊患儿中采集过牙列模型的673人的就诊原因分布情况见图1.2。就诊儿童中，以牙列、咬合异常为主诉的患儿254人（37.7%），其他主诉419人（62.3%），希望进行咬合诱导治疗的患儿人数比1986—1990年统计的26%有所增加。

以牙列不齐和咬合异常之外原因就诊的患儿中，经检查需要进行咬合诱导治疗的患儿占总数的33.9%，加上主诉中37.7%患儿因牙列不齐、咬合异常就诊，则总数中有近70%的患儿需要进行咬合诱导[4]。由此可见，如果口腔医师能够积极地对患儿及其家长进行咬合诱导的宣教工作，那么以咬合诱导为主诉的患儿数量将可能取代龋病而成为首位。

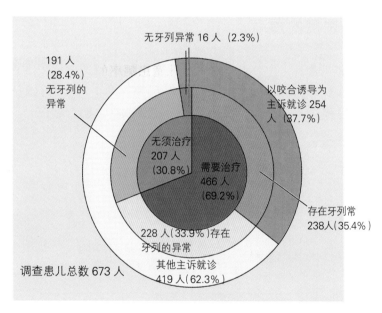

图1.2　要求和需要进行咬合诱导的患儿百分数比较[4]

2. 儿童数量减少的优势

图1.3是自1973年起5年间出生人数的变化[5-6]。1973年出生人数为2 091 983人，2004年为1 110 721人，2005年估计为1 067 000人左右，相比之前减少约1/2。出生总人数的降低直接导致患儿数量的减少，这可能给儿童口腔医学领域带来危机。但是，从前每个家庭3~5个孩子，受经济条件的限制，咬合诱导不能普及。而现在，每个家庭只有1~2个孩子，可用于口腔治疗的费用相对增加，使咬合诱导更可能为家长接受。

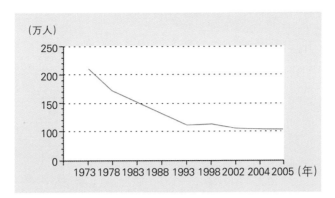

图 1.3　自 1973 年起 5 年间出生人数的变化[5-6]，1973—2004 年是确定值，2005 年是预测值

3. 患龋率降低和口腔医师数量增加

20 世纪 60、70 年代是儿童龋病似洪水泛滥的时代，是伴随着乳牙患龋率的增加，口腔医师忙于治疗乳牙龋病的时代。

图 1.4 是以 1963 年和 1999 年对口腔疾病患病情况的实际调查为基准，对 20 岁以下患龋率的比较[7-8]。与 1963 年相比，1999 年乳牙患龋率明显降低。因此，因龋病就诊的患儿数量明显降低，儿童口腔医师应增加危机意识。

来院就诊患儿数量减少的原因不仅包括儿童患龋率的减少，还包括口腔医师数量的急剧增长。图 1.5 示自 1965 年起 5 年间口腔医师数量的变化[9-12]。1965 年口腔医师数量为 35 558 名，2004 年增加至 95 197 名，大约是之前的 2.7 倍。可见，口腔医师数量的增长与就诊患儿数目的减少存在密切关系。

因此，笔者推测今后儿童口腔诊疗模式可能是：从以治疗龋病为中心向咬合诱导方向转变。主要原因是：因龋就诊患儿数量减少；因预防和治疗牙列、咬合关系异常的患儿数量增多。与龋病治疗相比，咬合诱导花费时间较长，但医师数量的增加为此提供保障。今后，儿童口腔医学势必向以咬合诱导为中心的方向转变，笔者对儿童口腔医学的稳步发展充满信心。

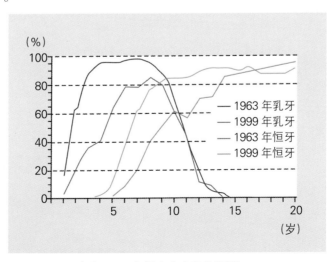

图 1.4　1963 年和 1999 年龋病患病率比较[7-8]

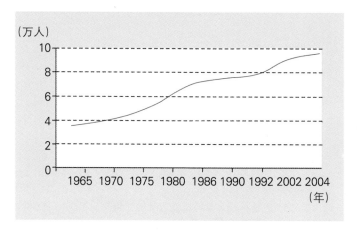

图 1.5 自 1965 年起 5 年间口腔医师数量的变化[9-12]

儿童龋病与牙周病的有效预防、正常咬合关系比例的增加，为口腔医师和大众展现出一个光明的未来。当这些儿童步入老年时代后，健康的口腔仍可让他们快乐地享受美食。这也是口腔医师追求的最高境界。

近年来，随着学校口腔健康检查内容的不断完善，对咬合情况的检查力度增加，因咬合问题到口腔医院或诊所就诊的患儿数目增加，这是非常可喜的。然而，笔者也应清楚地认识到，全面掌握儿童口腔生长发育变化的口腔医师数量不足。为了口腔医学的发展，不具备这种能力的口腔医师应积极掌握相关知识。因此，笔者特别强调各种新闻媒介宣传乳牙列期咬合诱导的必要性。若口腔医师读完这本书后，仍让患儿观察至恒牙列期再行治疗，笔者会非常遗憾。

第 3 节
无牙早失，儿童也可出现错殆畸形

　　乳牙或恒牙因龋或外伤早失是错殆畸形发生的重要原因。但是，笔者调查证实：即使未发生牙早失，恒牙列期错殆畸形的发生率也很高[13]。所以，尽管目前龋病数量逐渐减少，因龋致牙早失的可能性降低，但需要进行咬合诱导的患儿仍然很多。

　　笔者通过问诊、视诊、触诊和 X 线片检查等方式，确定了乳牙列期口腔健康并无龋损之后，复查中发现由于外伤或龋导致的乳牙或恒牙早失，至恒牙列期仍未做任何治疗的患儿有 92 例，男、女分别为 42 例和 50 例；其中 6 例患儿有先天性缺牙和过小牙，其余 86 例患儿恒牙列期牙排列与咬合的检查结果如图 1.10 所示。

1. 恒牙列期上下颌牙列排列情况

　　恒牙列期上、下颌牙列的排列情况依次分为 3 类。
- 正常牙列：恒牙在牙弓上整齐排列，无牙间隙（图 1.6）。
- 空隙牙列：恒牙间有间隙（图 1.7）。
- 拥挤牙列：恒牙排列拥挤或不齐（图 1.8）。

　　仅有单个牙的唇（颊）侧异位或旋转也归入拥挤牙列分类中。

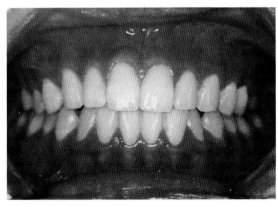

图 1.6　正常牙列

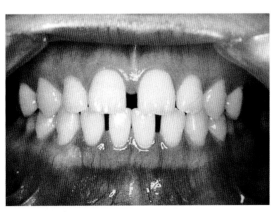

图 1.7　空隙牙列

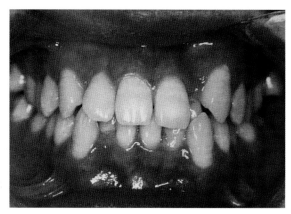

图 1.8　拥挤牙列

图 1.9 是无乳恒牙早失的上、下颌牙列排列情况[13]。如图所示：上、下颌均正常的牙列约占 50%，上、下颌牙列中拥挤牙列和空隙牙列分别约占 30% 和 10%。

86 例患儿中，上、下颌牙列中排列正常的分别约占半数。观察上、下颌咬合关系，咬合关系正常的人数约占 35%（图 1.10）。

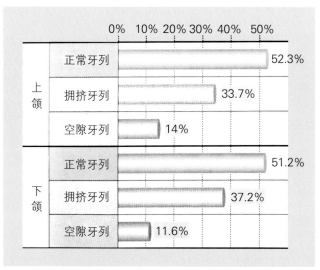

图 1.9　无乳牙和恒牙早失的上下颌牙列的排列情况[13]

2. 恒牙列期的咬合状况

图 1.10 所示的是在生长发育过程中，无牙早失的 86 例儿童各种咬合情况的发生率。如图示，上、下颌均为拥挤或空隙牙列咬合的状况，拥挤牙列约占 26.7%，空隙牙列约占 14%，后牙锁𬌗约占 9.3%，深覆𬌗约占 7%，这几种错𬌗畸形发生率较高。

上述状况若不及时治疗，错𬌗畸形的发生只会不断增多或加重。从生长发育的角度考虑，如果在生长发育的适当时期进行治疗，部分患儿能被诱导成正常的咬合关系。

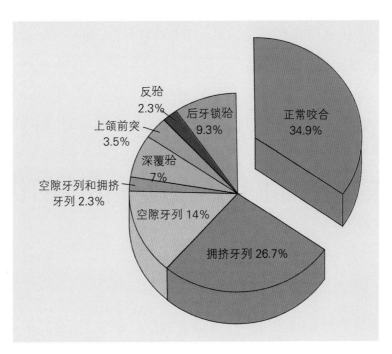

图 1.10　无乳恒牙早失儿童的上下颌牙列的排列情况[13]

第4节
生长发育期进行咬合诱导治疗的优势

口腔的生长发育可持续至约 20 岁，但部分部位在 10 岁左右已发育完成。对于已经发育完成的部位，虽然可对其牙和咬合进行调整，但相对应的牙槽骨已不能再继续发育。

对于正处于生长发育期的部位，选择合适的治疗时期，不施加矫治力或不使用矫治器，简单的处置便可诱导形成正常咬合。图 1.11-A、B 所示为仅采用磨改法解除拥挤的病例。

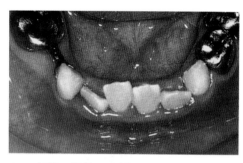 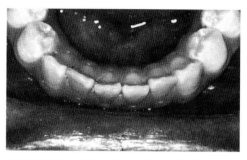

A. 下颌前牙拥挤，双侧乳尖牙近中面磨改后（6 岁 0 个月）　　B. 拥挤解除，成为正常牙列（12 岁 2 个月）

图 1.11　未使用矫治器，仅使用磨改法解除拥挤的病例

对于以上病例，解除拥挤等错殆畸形的同时也可促进处于生长发育期牙槽骨的正常发育。但若错过了生长发育期，对同一患儿即使采用与生长发育期相同的治疗方法，也可能无法达到预期效果。

笔者常看到部分医师对儿童患牙殆面不做任何预备就使用金属预成冠，如果对成人采取这种治疗，将会产生强烈的疼痛和不适感，不做基牙预备而直接戴冠几乎是不可能的。但似乎儿童能够很快适应这种状态，佩戴金属预成冠后有不适感的患儿较少。对于正常咬合的儿童，不需要采用这种治疗方法；但是，对于错殆畸形，利用此时期的儿童具有较大适应性这一特点，完全可以考虑采用适当的咬合诱导进行相关治疗。

治疗成人上下颌咬合关系异常时，常发现患者咬合关系可能恢复正常，但肌功能未必正常。因此，对于类似病例，最好选择在适应性较强的儿童期进行治疗，同时恢复正常的咬合关系和肌功能。

第 5 节
咬合诱导与正畸治疗的区别

　　咬合诱导和正畸治疗的最终目标都是建立恒牙列正常的咬合关系，从这点考虑，两者是相同的。但是，咬合诱导只是儿童口腔治疗的一部分，需在生长发育期进行，常需要联合其他方法治疗错𬌗畸形，尤其是预防措施；而正畸治疗一般是在恒牙列建𬌗完成时开始，在治疗时间上不同（图 1.12）。

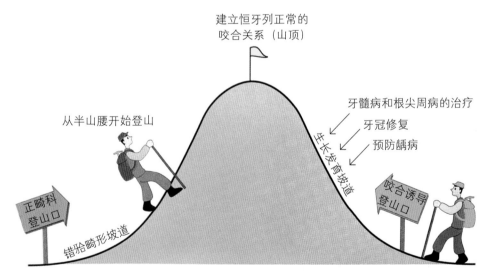

图 1.12　咬合诱导和正畸治疗的区别

　　在美国，随着儿童龋病的减少，越来越多的儿童口腔医师开始学习口腔正畸技术，进行正畸治疗。笔者认为这种选择是错误的。

　　迄今为止，在口腔界无论哪个地区，仅有正畸学科的发展道路与牙体、修复和颌面外科不同。除正畸治疗外，一般口腔医师仍能从事其他专业中的部分治疗工作。但是，正畸专业是个独立的领域。因此，在正畸医师治疗错𬌗畸形时，部分口腔并发疾患可能会被漏诊。

事实上，在正畸治疗中存在复杂和简单病例，其中，儿童口腔科和口腔全科医师能够处理的病例很多。例如，口腔颌面外科中简单拔牙和脓肿切开这类小手术，一般的口腔医师都能开展。但是，颌面部的恶性肿瘤就需要颌面外科的专科医师处理。正畸治疗也是如此。现在，患龋率虽然降低，但潜在性错𬌗畸形的患儿却在增加，在口腔医师数量增加的情况下，希望口腔全科医师和儿童口腔专科医师参与正畸诊疗工作。

对于简单病例，希望儿童口腔医师和口腔全科医师都可以处理。这样，可使更多的错𬌗畸形患儿得到治疗，对未来口腔医学的发展，对患儿和口腔医师都有益。

目前，在正畸领域，尤其是日本的正畸界，主要采用 Edgewise 方丝弓技术、Begg 细丝弓技术和直丝弓技术为中心的机械性治疗方法。为了缩短治疗时间，多数情况下，是在患儿处于恒牙列时，即牙列和咬合基本发育完成时才开始治疗。这一时期的治疗特点是，以牙移动为中心，而牙槽嵴基本不发生变化。同时，动态治疗（移动）时间较短，静态治疗（保持）时间较长，以至于不少患者需要终生佩戴保持器。

因此，咬合诱导需要追寻的道路是，熟练掌握口腔颌面部的生长发育特点后，根据患儿所处的不同生长发育时期，利用各生长发育期的特点，采取合适的措施促进或抑制部分组织的生长发育，诱导正常肌功能与咬合关系的形成。生长发育期的咬合诱导就像一位园丁面对一盆盆景，在其成长过程中随时进行修剪。儿童口腔医师不要再走完全转向正畸治疗这条道路，而是要思考如何充分利用生长发育特点来做好咬合诱导，同时也要和正畸医师密切沟通，共同完成患儿的治疗。

第6节
咬合诱导治疗费用的计算

正畸治疗通常从恒牙列期开始，数年后完成。根据患儿的情况，咬合诱导可能从乳牙列期开始，与正畸治疗相比，咬合诱导的缺点是所需时间更长。但是，儿童口腔专科医师进行的咬合诱导治疗和其他口腔专科医师所进行的相关专业治疗一样，都是口腔临床治疗的组成部分。

在儿童口腔生长发育期间，应定期进行口腔健康检查。因此，在确定咬合诱导治疗内容的同时，也应确定相应的治疗时期。在治疗过程中或之后新出现的错𬌗畸形，应另外计费。例如，同一患者乳牙列期后牙反𬌗治疗完成后，恒牙列期又需矫治前牙拥挤的情况，应另外计费。

咬合诱导治疗时期主要是乳牙列期、混合牙列前期、混合牙列后期、第二恒磨牙萌出后期等。这些时期均与错𬌗畸形的发生密切相关。这样分割，费用较为便宜。当然，儿童口腔科完成咬合诱导后，患者还需定期复查，但是这属于临床一般治疗费用范畴之内。

对于咬合诱导费用的计算，应参考患者若采用正畸治疗所需的全部费用，然后根据不同的治疗内容分别收费。即使在不同时期数次收费，总费用也低于正畸治疗总费用（图1.13）。虽然有些医师不认同这种计算方法，但是，整个疗程时间较长，分期收费在一定程度上减轻了患者的精神负担。治疗计划一定要向患儿和家长反复说明，获得允许后方可开始。此外，在咬合诱导治疗中，间隙保持器仅能保持早失牙间隙、防止出现间隙缩小或丧失导致错𬌗畸形，类似这种情况要向患者详细说明。

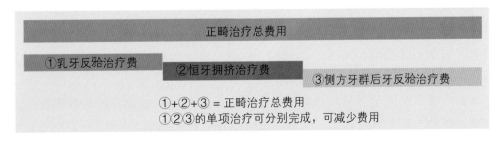

图1.13　咬合诱导治疗费分割方法

第7节
研究结果和临床观察相结合后的体会

本书主要依据笔者 32 年来在东京齿科大学儿童口腔医学教研室完成的论文及临床经验所著。有些书籍可能无任何研究结果，仅凭主观想象进行总结和描述，像这类书籍，不能称之为科学书籍，科学书籍应以数据为依据。还有一些书籍是大篇幅地讲述治疗方法和使用装置等，却很少展示病例。如循证医学（Evidence Based Medicine，EBM）所言，本书是以实践为基础，依据明确的研究结果和临床经验相结合所著。所用资料如下：

（1）引用的论文

本书所采用的论文大多是笔者在东京齿科大学儿童口腔医学教研室工作期间，由笔者指导完成的。与咬合诱导相关的论文约 170 篇。这些论文被东京齿科大学儿童口腔医学教研室成立 30 周年纪念册所收录，也被国内外相关论文引用。

（2）每 4 个月进行定期复查及检查内容

笔者任东京齿科大学儿童口腔医学教研室主任的 32 年间，对自己的所有儿童患者每 4 个月复查一次，并进行必要的相应治疗。每次复查都采集口腔石膏模型及口内照片，必要时拍摄 X 线牙片和全口曲面断层片。为了向患者有效的说明治疗情况，笔者努力收集了很多资料。能够收集到如此之多的资料，得益于笔者曾开展儿童口腔医学诊疗和科研工作。笔者感到自豪，因为一般的临床医师是无法做到的。笔者同时认为，对患儿生长发育过程的记录和对记录的保管都是非常重要的，因为它与获取成人口腔资料不同。

笔者感到非常幸运，笔者在儿童口腔科工作期间，患儿多，儿童口腔医师少。笔者治疗的患儿约 90% 能够长期来院做定期复查。在笔者临退休时，仍有超过 30 岁的患者来就诊。这些资料的采集得到了当时科室人员药师寺仁（现任东京齿科大学教授）、田中丸治宣（原东京齿科大学教授）和吉田昊哲（现任东京齿科大学非常勤讲师）3 人的大力协助，在此一并感谢。

（3）3~28 岁期间每隔两个月收集的口腔资料

笔者在儿童口腔医学教研室任职时，就认为儿童口腔与成人口腔治疗不同，儿童口腔治疗基于对其生长发育的熟知。但是，当时仅有白种人的资料[14-19]且资料每年或每 6 个月收集一次，仅收集至 18 岁，而与其相当的日本人（黄种人）的研究资料却没有。这使笔者所在的教研室萌发了要对口腔生长发育进行详细研究的想法，并发展为我们今后的主要研究方向。迄今为止，收集的资料主要是每两个月采集的上下颌口腔石膏模型、口腔内照片以及必要的 X 线牙片和曲面断层片，大约 100 例。这些资料是在本科全体人员的努力下完成的，相信国际上还没有类似的珍贵资料。图 1.14 是 3~20 岁时每隔两个月对同一患者采集上下颌石膏模型，期间无一次漏取。

（4）从 3 岁 0 个月至 6 岁 6 个月每 6 个月采集上下颌石膏模型

这些资料的特点是其采集的初次年龄是 3 岁 0 个月，大约有 50 例保存完好。这是以桐原俊治为主今村幸男为辅两位医师共同努力的结果。

（5）1 岁 6 个月、2 岁、3 岁、5 岁口腔健康儿童的资料

对有疾患的儿童进行诊疗时，掌握正常儿童的口腔状态非常重要。但是，在大学附属医院的诊室中，口腔健康的儿童很少。为了收集口腔健康儿童的资料，科室派出人员，对东京都国立市 1 岁 6 个月、2 岁、3 岁、5 岁的儿童分别进行健康检查。

同一儿童连续 4 次接受口腔健康检查，这和以矢岛功原讲师（原东京国立市齿科医师会会长）为首的历代会长和会员的大力协助是分不开的。在此，还要感谢担任检诊主任的米津卓郎讲师。有了他们的帮助，才使连续接受 4 次口腔健康检查的儿童达到 512 例（图 1.15）。

（6）每天早晨展示新患儿口内照片，并进行讨论

在东京齿科大学儿童口腔医学教研室工作期间，为了让全体医师掌握初诊患儿情况并对治疗内容进行探讨，每天早晨工作前展示前一天拍摄的初诊患儿口内相片，并进行讨论（图 1.16）。

（7）每周五进行病案讨论

与初诊患儿口内照片相同，每位医师治疗的病例也随时拍摄下来，每周五进行展示和讨论（图 1.17）。

（8）非本教研室医师提供的病例

笔者所有的病例图片中，有很多珍贵的图片是由非本教研室人员提供的。

书中记录了每位提供图片的医师姓名。在此，对提供病例的各位同仁表示感谢。笔者退休后成立了日本儿童口腔医学研究所（图 1.18），经常会举办讨论会，所以，本书还采用了讨论会上医师们展示的许多病例图片。

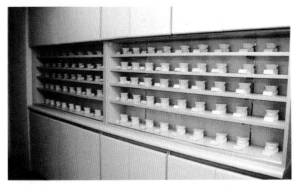

图 1.14　每两个月采集 3 岁至 20 岁同一患者上下颌石膏模型，期间无一漏取

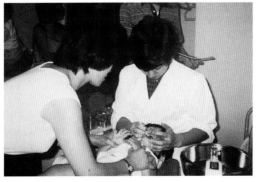

图 1.15　为东京国立市 1 岁 6 个月儿童进行口腔健康检查

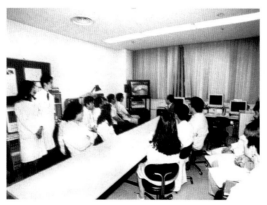

图 1.16　每天早晨对新增患儿病例进行讨论

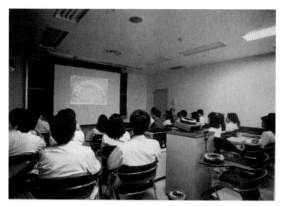

图 1.17　每周五对已治疗病例进行讨论

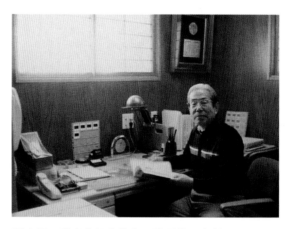

图 1.18　笔者在日本儿童口腔医学研究所

参考文献

［1］町田幸雄.いま、なぜ咬合育成を取り上げるか、日本歯科評論臨時増刊/より良い咬合育成を求めて.東京：日本歯科評論社，1996：8-11.

［2］町田幸雄.咬合誘導の基礎と臨床.東京：咬合誘導とは、デンタルダイヤモンド社，1988：10-13.

［3］島博史，米津卓郎，望月清志，町田幸雄.本学小児歯科学講座開設当時と現在における小児患者の来院動機の変化について.歯科学報，1991，91：765-773.

［4］小川尚子，関口浩，富田太郎，久保周平，町田幸雄，薬師寺仁.小児歯科来院患者の来院動機と歯列・咬合不正との関係について.歯科学報，1999，99：57-63.

［5］厚生省大臣官房統計情報部 編.平成2年人口動態統計.上巻.東京：厚生統計協会，1992.

［6］厚生労働省大臣官房統計情報部 編.平成16年人口動態統計.中巻.東京：厚生統計協会，2006.

［7］厚生省医務局.昭和32・38・44年歯科疾患実態調査報告.東京：厚生省医務局調査、口腔保健協会，1982.

［8］厚生労働省医制局歯科保健課.平成11年歯科疾患実態調査報告.東京：厚生省健康政策局調査、口腔保健協会，2001.

［9］厚生省大臣官房統計情報部 編.昭和55年12月31日現在医師・歯科医師・薬剤師調査，東京：厚生統計協会，1982.

［10］厚生省大臣官房統計情報部 編.昭和61年12月31日現在医師・歯科医師・薬剤師調査.東京：厚生統計協会，1988.

［11］厚生省大臣官房統計情報部 編. 平成 2 年医師·歯科医師·薬剤師調査. 東京：厚生統計協会，1992.

［12］厚生労働省大臣官房統計情報部 編. 平成 16 年医師·歯科医師·薬剤師調査. 東京：厚生統計協会，2006.

［13］町田幸雄，杉浦三香，田中丸治宜. 乳歯·永久歯の早期喪失がなかった症例の永久歯列期の歯列·咬合状態. 小児歯誌，1997，35（3）：510-517.

［14］Baume L J. Physiological Tooth Migration and Its Significance for the Development of Occlusion. Ⅰ. The Biogenetic Course of the Deciduous Dentition. J D Res, 1950, 29: 123-132.

［15］Baume L J. Physiological Tooth Migration and Its Significance for the Development of Occlusion. Ⅱ. Biogenesis Accessional Dentition. J D Res, 1950, 29: 331-337.

［16］Baume L J. Physiological Tooth Migration and Its Significance for the Development of Occlusion. Ⅲ. Biogenesis of Successoinal Dentition. J D Res, 1950, 29: 338-348.

［17］Baume L J. Physiological Tooth Migration and Its Significance for the Development of Occlusion. Ⅳ. Biogenesis of Overbite. J D Res, 1950, 29: 440-447.

［18］Moorrees C F A. Dentition of the Growing Child. A Longitudinal Study of Dental Development between 3 and 18 Years of Age. Cambridge: Harvard University Press, 1959.

［19］Moyers R E, von der Linden F P G M, Riolo M L, et al. standards of Human Occlusal Development. The University of Michigan: Ann Arbor, Center for Human Growth and Development, 1976.

第2章
乳牙列期咬合诱导

无须担心乳牙出龈时间和顺序

萌出与出龈的区别

乳牙列期咬合诱导的注意事项

乳牙列期异常咬合关系的处理

改善肌功能的早期治疗

调查错𬌗畸形中遗传因素的必要性

乳牙列期牙列与咬合关系的变化

乳牙列发育期各部位的变化

乳牙列期远中型末端平面转变为恒牙列期
安氏 II 类错𬌗

乳牙列期咬合诱导依赖牙槽骨和腭骨的生
长发育

牙槽骨和腭骨的生长发育与口内装置破损
密切相关

第1节
无须担心乳牙出龈时间和顺序

1. 萌出与出龈的区别

"萌出"是指牙齿在发育期从颌骨中部向牙槽嵴移动，牙冠突破牙龈，部分暴露于口腔中，达到咬合平面，行使咬合功能的过程。同时，也包含牙齿因不断磨耗而代偿移动的过程。即牙齿移动的一生都可用"萌出"概括。而"出龈"是指牙齿突破牙龈出现在口腔内的一个时间阶段，仅是"萌出"的一个步骤。

因此，通常所说的"萌出"应该是"出龈"。萌出应该是牙齿移动的整个时期。

图 2.1 是"萌出"和"出龈"的关系示意图。Moorrees，C.F.A[1]和 Bhussry，B.R[2]提出出龈（emergence）只是萌出（eruption）的一个阶段。

经常有家长向口腔科医师或护士咨询乳牙出龈的时间和顺序，特别是出龈时间。家长多以牙齿出龈的平均时间作为参考标准，对儿童的牙齿何时出龈过于敏感。

由于儿童胚胎期和出生时全身及牙齿发育情况存在个体差异，牙齿的出龈时间也会

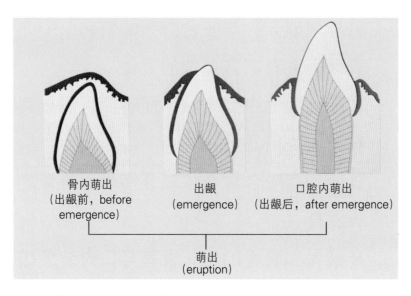

骨内萌出　　　　　　　出龈　　　　　　　口腔内萌出
（出龈前，before　　　（emergence）　　　（出龈后，after emergence）
emergence）

萌出
（eruption）

图 2.1　萌出和出龈的关系示意图[1-2]

不同。乳牙与恒牙相同，当牙根发育至 2/3~3/4 时，牙冠即可破龈而出。

　　根据牙龄判断儿童的生长发育状况比年龄更为确切。

　　日本儿童口腔医学学会曾组织全国 29 所齿科大学和齿学部以 5 万多名儿童为对象，调查乳牙和恒牙的出龈时间和顺序，调查结果于 1988 年发表[3]，可作为牙齿出龈时间和顺序的参考基准。这以后未再次进行全日本规模的调查，本书以日本儿童口腔医学学会的调查结果为依据。

2. 出龈时间

　　图 2.2 所示是男、女全口乳牙出龈时间的平均值、最大值和最小值。从平均值来看，下颌乳中切牙在 8~9 个月最先出龈，上颌第二乳磨牙在 2 岁 5 个月~2 岁 6 个月最后出龈。但是，同一牙齿出龈时间的最大值和最小值相差较大，即个体差异较大。

　　调查发现，上下颌左右两侧同名牙齿的出龈时间相差不大，两者合计后结果如表 2.1 所示。越向远中，牙齿出龈时间的标准差越大，下颌第二乳磨牙相差 ±4 个月，在平均值前后的 8 个月内（即参考区间）出龈的也只占 68.3%，可见个体差异较大。因此，出生 1 年后乳牙仍未出龈，也未必异常。

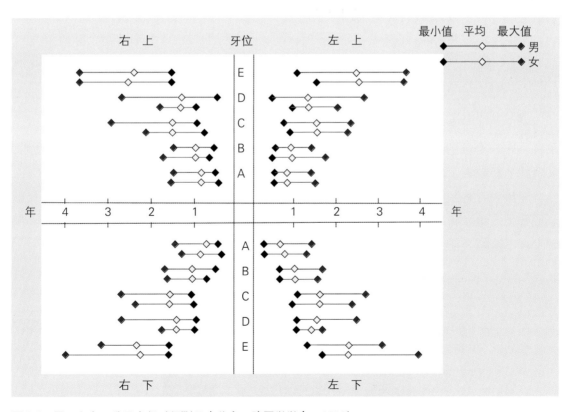

图 2.2　男、女全口乳牙出龈时间[3]（日本儿童口腔医学学会，1988）

表 2.1 乳牙出龈的时间和顺序（男女、全口）

牙齿种类		男				出龈顺序		女				出龈顺序	
		最小年龄	最大年龄	平均年龄	标准差	上下颌分别统计	上下颌合计统计	最小年龄	最大年龄	平均年龄	标准差	上下颌分别统计	上下颌合计统计
上颌	A	6个月	1岁5个月	10个月	1个月	1	2	5个月	1岁6个月	10个月	1个月	1	2
	B	6个月	1岁5个月	11个月	1个月	2	3	6个月	1岁8个月	11个月	2个月	2	3
	C	11个月	2岁11个月	1岁6个月	2个月	4	7	9个月	2岁3个月	1岁6个月	2个月	4	7
	D	6月	2岁8个月	1岁4个月	2个月	3	5	11个月	2岁	1岁4个月	2个月	3	5
	E	1岁1个月	3岁8个月	2岁5个月	4个月	5	10	1岁6个月	3岁8个月	2岁6个月	4个月	5	10
下颌	A	4个月	1岁5个月	8个月	1个月	1	1	4个月	1岁3个月	9个月	1个月	1	1
	B	6月	1岁8个月	1岁	1个月	2	4	8个月	1岁7个月	1岁	1个月	2	4
	C	1岁1个月	2岁8个月	1岁7个月	2个月	4	8	1岁	2岁4个月	1岁7个月	2个月	4	8
	D	11个月	2岁8个月	1岁5个月	2个月	3	6	1岁8个月	2岁5个月	1岁5个月	2个月	3	6
	E	1岁4个月	3岁1个月	2岁3个月	3个月	5	9	1岁7个月	3岁11个月	2岁3个月	4个月	5	9

（日本儿童口腔医学学会，1988）[3]

对出龈非常晚的病例，应拍摄 X 线片确定牙是否先天缺失或迟萌。图 2.3 是外胚叶发育不全综合征的病例，口腔内可见 4 颗乳尖牙和两颗上颌第二乳磨牙共计 6 颗乳牙，其余乳牙胚缺失，恒牙胚全部缺失。

临床经常遇到无汗型外胚叶发育不全的患儿，可伴有多数牙先天缺失、汗腺发育不全或缺失、毛发稀疏和鞍状鼻等临床表现。其他如佝偻病、甲状腺功能减退、锁骨 - 颅骨发育不全综合征、色素失调症等均会导致牙齿迟萌，有必要进行检查。

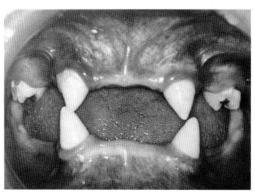

图 2.3 无汗型外胚叶发育不全综合征病例的口内照片（患儿，6 岁，男），可见多数牙先天缺失

3. 出龈顺序

乳牙的出龈顺序如表 2.2 所示，无论男女，上下颌均以乳中切牙、乳侧切牙、第一乳磨牙、乳尖牙、第二乳磨牙的顺序出龈。上下颌平均出龈顺序如表 2.2 所示，男女无差异。

表 2.2　乳牙平均出龈顺序

顺序	1	2	3	4	5	6	7	8	9	10
上颌		A	B		D		C			E
下颌	A				B		D		C	E

日本儿童口腔医学学会（1988）[3]

荻原（1968）[4]曾观察患儿上下颌牙的出龈顺序，上下颌分别观察时，上颌 5 种类型，下颌 4 种类型；同时观察上、下颌时，可分为 69 种类型。

即使乳牙出龈顺序与平均出龈顺序不同，也未必造成类似于恒牙的错殆畸形。因为乳牙在牙槽嵴发育的活跃期萌出，此外，伴随第一恒磨牙的生长发育，其可向乳牙施加一个近中向的压力，而此时还未到第一恒磨牙的萌出期。

图 2.4-A 示第二乳磨牙萌出过程中，乳牙侧方牙群的排列情况。如图所示，牙齿排列正常，但乳尖牙和第一乳磨牙、第一乳磨牙和第二乳磨牙之间存在明显间隙。图 2.4-B 示同一患儿乳牙列后期的牙列模型。第一乳磨牙和第二乳磨牙之间的间隙基本消失，乳尖牙和第一乳磨牙之间的间隙缩小，是第二乳磨牙远中牙槽骨内第一恒磨牙向乳牙列侧方牙群施加近中方向的压力所致。

图 2.5-A 是一出生 8 个月男婴的上颌口内照片，可见两侧乳尖牙最先出龈。而图 2.5-B 是其 3 岁 3 个月时的上颌口内照片，牙齿排列正常。但是，乳牙未全部出龈前，外伤造成的乳牙早失，会导致牙齿排列紊乱。此外，口腔不良习惯和遗传性因素也可导致牙齿排列不齐和错殆畸形。

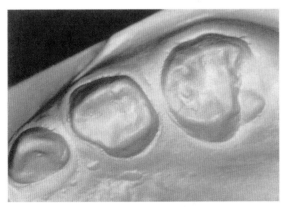

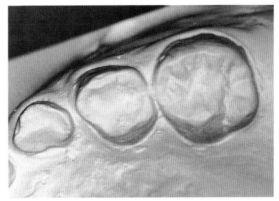

A. 乳牙列前期侧方牙群存在牙间间隙　　　　　B. 乳牙列后期侧方牙群牙间间隙缩小或消失

图 2.4　同一儿童乳牙列前期、后期侧方牙群牙间间隙的变化

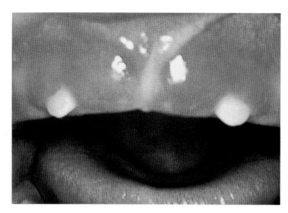
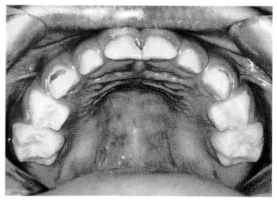

A. 两侧上颌乳尖牙最先出龈（男，8个月）

B. 所有乳牙出龈完成时正常的上颌乳牙列（男，3岁3个月）

图 2.5　同一儿童最先出龈的乳牙和所有乳牙出龈完成时正常的上颌乳牙列

第 2 节
乳牙列期咬合诱导的注意事项

1. 上、下颌覆𬌗覆盖关系异常应从乳牙列期开始治疗

上、下颌覆𬌗覆盖关系异常会抑制颌骨发育、引起颌骨过度发育及影响肌功能正常发育。常见的异常咬合关系包括：后牙反𬌗（图 2.6）、前牙反𬌗（图 2.7）、上颌前突和开𬌗等，原则上在乳牙列期就应开始治疗，尤其是后牙反𬌗。前牙反𬌗患儿随着年龄的增长部分可能自愈，但从改善牙发育异常的角度考虑，对处于乳牙列后期的前牙反𬌗患儿应早期治疗。开𬌗和上颌前突多由口腔不良习惯引起，应尽早破除其不良习惯。

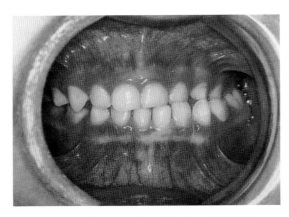

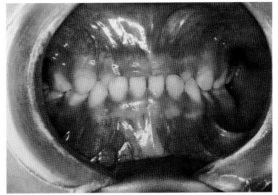

图 2.6　乳牙列期后牙反𬌗（提供者：久保周平）　　图 2.7　乳牙列期前牙反𬌗

2. 乳牙早失后的间隙保持可预防错𬌗畸形的发生

乳牙早失尤其是侧方牙群早失会形成缺牙间隙，为防止间隙变小或消失，需进行间隙保持。因此，为有效预防错𬌗畸形，儿童口腔医师需要了解乳牙早失后间隙保持的相关知识。对乳牙侧方牙群，尤其是乳磨牙早失后进行间隙保持，能够有效地预防恒牙列侧方牙群错𬌗畸形的发生。

3. 重要遗传因素的调查

治疗错𬌗畸形时，了解遗传因素非常重要。笔者在大学工作期间，常看到同学的子女就读本校，孩子的面型、体型、声音乃至性格与其父亲非常相像。因此，诊断错𬌗畸形，一定要了解其遗传状况。近年来，基因诊断已应用于部分疾病的诊断，由于错𬌗畸形与多种遗传因素相关，目前还未使用基因诊断。针对遗传因素，现在普遍采用家族史询问法，由于儿童数量减少，应扩大调查范围，图2.8表示家族史应调查的范围。

由于遗传因素引起的错𬌗畸形治疗后易复发，所以对于这类错𬌗畸形，应考虑待其生长发育完成后再行治疗。对于轻度的遗传性错𬌗畸形，若从生长发育期开始治疗，通过改变个体环境因素可能减轻或纠正遗传因素的影响，因此可行早期咬合诱导。

图2.9，女，3岁6个月，乳牙列期前牙反𬌗。该患儿母亲也是反𬌗，其曾在20岁初期恒牙列时开始治疗反𬌗，一段时间后有所改善，但在20岁后期时再度复发为反𬌗。由此可见，恒牙列发育完成后开始治疗，也可复发。该患儿母亲反𬌗，姨妈呈下颌前突面型，父亲中切牙反𬌗，曾在中切牙萌出时进行治疗，现呈对刃𬌗。因此，本病例是遗传性反𬌗。但是，仅凭双亲的情况无法判定该患儿

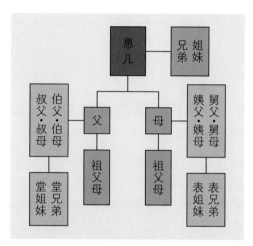

图2.8 调查家族史遗传因素

将来是否出现重度反𬌗，所以应从乳牙列期就开始治疗。

观察上下颌乳牙列，图2.9-B、C示患者上颌切牙舌侧倾斜，下颌切牙略向唇侧倾斜，在下颌后退位时，上下颌切牙呈对刃𬌗。因此，如图2.9-D所示，采用活动式斜面导板治疗，患儿无明显不适，图2.9-E示患儿仅佩戴10 d就改善为正常覆盖关系。图2.9-F示患儿8岁0个月时的口腔情况，上颌两中切牙为正常覆盖关系，两侧切牙略向舌侧移位。图2.9-G、H示患儿佩戴带有双曲舌簧的活动矫治器，以唇展两侧切牙。图2.9-I示患儿14岁1个月口内恒牙列照片，两侧切牙对刃𬌗，两中切牙维持正常覆盖关系。

在治疗遗传性错𬌗畸形之前，需向患儿家长详细说明生长发育期进行治疗的优点以及治疗后可能出现复发等事项。与不治疗相比，即使患儿复发，其牙齿排列也会有所改善。但与恒牙列期相比，患儿家长对乳牙列期错𬌗畸形的关注程度较低。所以，口腔科医师一旦发现乳牙列期错𬌗畸形，应向患儿及其家长说明及时改善患儿咬合情况的重要性。

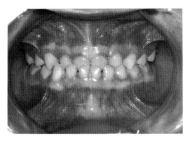
A. 遗传导致的乳牙列反𬌗（女，3岁6个月）

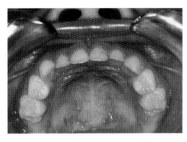
B. 上颌乳牙列，乳切牙舌侧倾斜

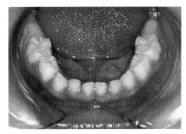
C. 下颌乳牙列，乳切牙略向唇侧倾斜

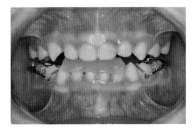
D. 采用斜面导板活动矫治器治疗（3岁7个月）

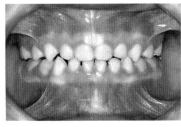
E. 佩戴10 d后，恢复正常覆盖关系，去除斜面导板活动矫治器

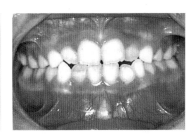
F. 上颌两中切牙呈正常覆盖关系，侧切牙略向舌侧移位（8岁0个月）

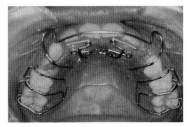
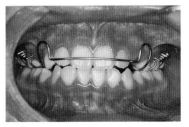
G，H. 佩戴带有双曲舌簧的活动矫治器唇展两侧切牙（10岁7个月）

I. 上颌两侧切牙呈对刃𬌗，两中切牙维持正常覆盖关系（14岁1个月）

图 2.9　治疗遗传性乳牙列反𬌗病例

4. 乳牙列期牙列与咬合关系的变化

在欧美的教科书中曾经引用 L J Baume 对乳牙列期牙列与咬合的研究结果[5]。该研究以 30 例儿童为观察对象，29 例处于 3 岁 0 个月~4 岁 6 个月之间，1 例为新生儿。所有儿童采集印模，初次采集后每隔 1 年采集 1 次，利用数年采集的石膏模型进行分析。

结果显示：乳牙列牙弓发育完成后，只要不受环境的影响，在 3 岁 0 个月~5 岁 6 个月期间，牙弓不会发生矢状向和水平向的变化。有研究指出，乳牙末端平面与牙间空隙均不变，因此牙间空隙不是由于发育所产生的。如果仅从牙槽嵴垂直向发育观察，有报道下颌牙齿不会向近中移动。

然而，笔者通过指导吉田[6]、杉原[7]、秋元[8]、大西[9]、桐原[10]研究口腔石膏模型（从儿童 3 岁开始，每两个月采集一次，长达数年），发现的结果不同于 L J Baume。吉田等完成的学位论文证实：随着儿童的生长发育，牙列与咬合在很多部位均会发生改变。因此，乳牙列期设计的各类装置应注意勿阻碍儿童的生长发育。

（1）乳牙列期牙弓宽度随着年龄增加而增宽

图 2.10 示乳牙列期上下颌牙弓宽度 [两侧同名牙舌（腭）侧牙颈部最低点间的距离] 随年龄增长的变化。上下颌两侧乳尖牙间距离几乎不变，越向远中牙弓宽度增加幅度越大[6]。

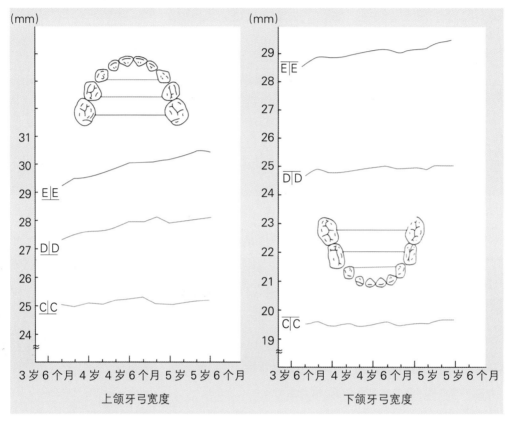

图 2.10　乳牙列期上下颌牙弓宽度的平均生长状况[6]

乳牙列期牙弓宽度是不断变化的，因此，乳牙列期间隙保持应采用对生长发育不产生影响的无固位体装置的可摘式间隙保持器（图 2.11）。

图 2.12-A 所示病例：下颌四颗乳磨牙早失，两侧第一恒磨牙未出龈，若无固位体，间隙保持器易出现不稳定现象。乳牙列期乳尖牙间宽度几乎无变化，可以使用两侧乳尖牙上放置单臂卡的可摘式间隙保持器（图 2.12-B）。当远中第一恒磨牙萌出后，装置稳定性增加，此时可去除乳尖牙上固位卡环，以不影响两侧乳尖牙间宽度的增加。

因此，在临床实践中应熟知口腔各部位的生长发育特点，才能保证在应用间隙保持器保持间隙的同时又不阻碍颌骨的正常生长发育。

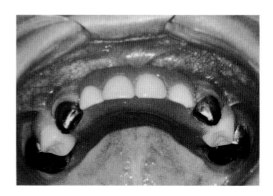

图 2.11　DBA|AB 早失,放置无固位体的可摘式间隙保持器

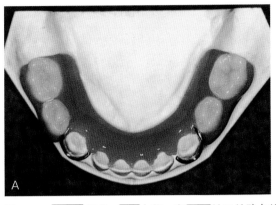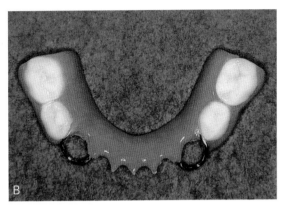

图 2.12　ED|DE 早失，6|6 未萌，在 C|C 放置单臂卡的可摘式间隙保持器

（2）乳牙列期牙弓长度减少

在乳牙列期，自上下颌乳中切牙唇面最突点向两侧第二乳磨牙远中最突点的连线做垂线，最突点与垂点之间的距离即为牙弓总长度。上下颌两侧乳尖牙远中最突点的连线将牙弓总长度分为前后两段，前方为牙弓前段长度，后方为牙弓后段长度。

图 2.13 和表 2.3 示乳牙列期 3 岁 6 个月~5 岁 8 个月两年间，上下颌牙弓平均长度的变化。在这两年间，上下颌牙弓长度均减少，下颌减少量相对较少。上颌牙弓前段长度和后段长度均减少，而下颌牙弓仅后段长度减少，前段长度几乎无变化。

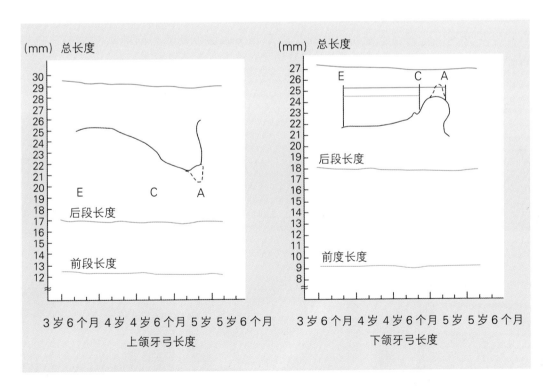

图 2.13　乳牙列期牙弓长度的平均增长 [7]
A. 乳中切牙唇面最突点。C. 乳尖牙远中最突点。E. 第二乳磨牙远中最突点

表 2.3　3 岁 6 个月~5 岁 8 个月平均牙弓长度减少[7]

测量部位	上颌	下颌
牙弓总长度	−0.67	−0.26
牙弓前段长度	−0.38	−0.06
牙弓后段长度	−0.29	−0.20

（3）乳牙列期牙齿间隙的消失、缩小、扩大和新生

恒牙列期牙齿间不应存在间隙，而乳牙列期牙齿间存在间隙却是正常现象。萌出完成后的乳牙列，根据有无间隙分为有隙型（图 2.14）和闭锁型（图 2.15），两种类型均属正常。

牙齿间隙的发生率和间隙量随年龄的增长而改变。我们以 50 例咬合关系正常的儿童为研究对象，在他们 3 岁 0 个月~6 岁 0 个月期间，每 6 个月采集一次口腔石膏模型，调查牙齿间隙部位的发生率和间隙量[11,12]。表 2.4 和图 2.16 是上颌牙齿间隙部位发生率随年龄增长的变化。表 2.5 和图 2.17 是下颌的变化。因为左右两侧存在间隙大致相同，所以间隙发生率为两侧之和。

图 2.18 示，为了解牙齿间隙出现部位随年龄增长的变化，将牙列分为全牙列牙齿间隙量、前方牙群牙齿间隙量和侧方牙群牙齿间隙量 3 部分。

图 2.19 是上颌牙齿间隙量伴增龄变化。图 2.20 是下颌牙齿间隙量伴增龄变化。

3 岁 0 个月~6 岁 0 个月间上下颌全牙列牙齿间隙量随年龄增加而逐渐减少，这就意味着牙弓长度减少。侧方牙群牙齿间隙量减少是引起全牙列牙齿间隙量减少的主要原因。同时，也和后段牙弓长度减少相关。

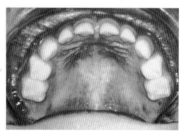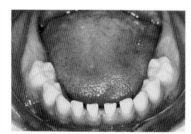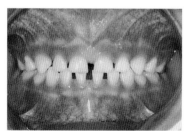

图 2.14　有隙型乳牙列

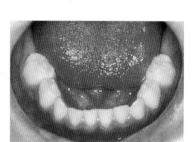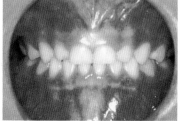

图 2.15　闭锁型乳牙列

表 2.4　上颌牙齿间隙部位发生率伴增龄变化[11]　　　　　　　　　　（%）

年龄	A–A	A–B	B–C	C–D	D–E
3 岁 0 个月	66.7	96.2	97.4	93.6	34.6
3 岁 6 个月	66.7	83.3	97.9	88.5	25.0
4 岁 0 个月	62.5	82.1	96.9	85.4	15.8
4 岁 6 个月	64.3	77.4	95.3	80.2	8.4
5 岁 0 个月	60.5	79.7	92.5	81.0	13.2
5 岁 6 个月	54.5	68.1	87.0	79.7	13.0
6 岁 0 个月	46.7	70.0	83.3	79.3	7.4

红字：上颌牙齿间隙中，各年龄段发生率最大的牙齿部位。蓝字：上颌牙齿间隙中，各年龄段发生率最小的牙齿部位

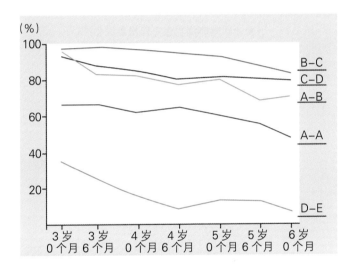

图 2.16　上颌牙齿间隙部位发生率伴增龄变化[11]

表 2.5　下颌牙齿间隙部位发生率伴增龄变化[12]　　　　　　　　　　（%）

年龄	A̅–A	A̅–B	B–C	C̅–D	D̅–E
3 岁 0 个月	75.0	75.0	76.0	91.3	26.3
3 岁 6 个月	72.9	77.1	82.3	89.6	18.9
4 岁 0 个月	69.4	76.5	80.6	86.7	14.3
4 岁 6 个月	65.1	73.3	76.7	83.5	6.4
5 岁 0 个月	65.0	68.8	71.3	67.5	6.8
5 岁 6 个月	60.6	69.7	69.7	65.2	6.3
6 岁 0 个月	50.0	58.8	40.0	40.4	0

红字：下颌牙齿间隙中，各年龄段发生率最大的牙齿部位。蓝字：下颌牙齿间隙中，各年龄段发生率最小的牙齿部位

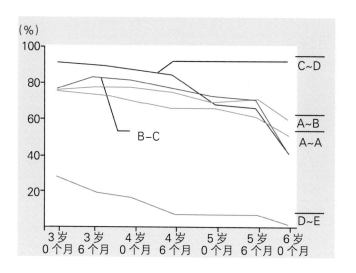

图 2.17　下颌牙间隙部位发生率伴增龄变化[12]

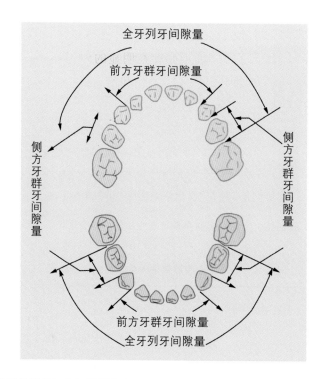

图 2.18 按牙弓分区显示牙间隙量的变化[11-12]
全牙列牙间隙量：两侧第二乳磨牙间牙间隙量的总和
前方牙群牙间隙量：两侧乳尖牙近中面间牙间隙量的总和
侧方牙群牙间隙量：两侧乳尖牙远中面到同侧第二乳磨牙近中面间牙间隙量的总和

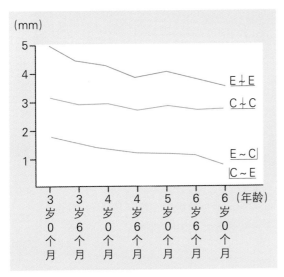

图 2.19　上颌牙间隙量伴增龄变化[11]
E┼E：上颌全牙列牙间隙量
C|C：上颌前方牙群牙间隙量
E~C|C~E：上颌侧方牙群牙间隙量

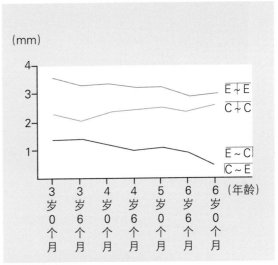

图 2.20　下颌牙间隙量伴增龄变化[12]
E┼E：下颌全牙列牙间隙量
C|C：下颌前方牙群牙间隙量
E~C|C~E：下颌侧方牙群牙间隙量

　　图 2.21-A 是儿童乳牙列早期下颌侧方牙群的石膏模型，第二乳磨牙和第一乳磨牙、第一乳磨牙和乳尖牙、乳尖牙和乳侧切牙间存在明显的牙间隙。图 2.21-B 是同一儿童乳牙列后期下颌侧方牙群的石膏模型，第二乳磨牙和第一乳磨牙间的牙间隙消失，第一乳磨牙和乳尖牙、乳尖牙和乳侧切牙间的牙间隙缩小。

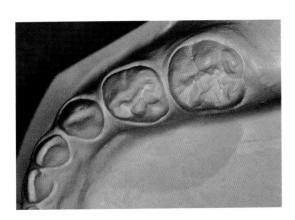

A. ED|间、DC|间和 CB|间存在牙间隙（乳牙列早期）

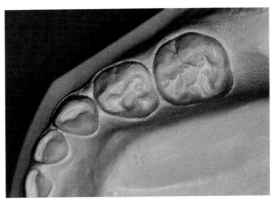

B. ED|间牙间隙消失，DC|间及 CB|间牙间隙缩小（乳牙列后期）

图 2.21　同一儿童侧方牙群牙间隙消失和缩小

　　图 2.22-A 是乳牙列早期下颌前牙的石膏模型，乳前牙各牙之间全部存在间隙。图 22-B 是同一儿童乳牙列后期相同部位的石膏模型，右侧乳尖牙和乳侧切牙间的间隙消失，左侧乳尖牙和乳侧切牙间的间隙缩小，而其他牙间隙增大。由此可见，随着年龄的增加，牙间隙可以逐渐消失、缩小或增大，亦可能出现新的间隙。

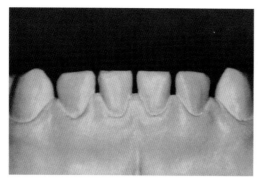
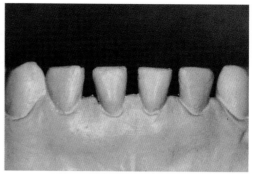

A. 乳牙列早期所有乳前牙间全部存在间隙

B. 乳牙列后期右侧 $\overline{CB}$ 间牙间隙消失，$\overline{BA}$ 间、$\overline{A|A}$ 间和 $\overline{AB}$ 间牙间隙增大左侧，$\overline{CB}$ 间牙间隙缩小

图 2.22　同一儿童下颌乳前牙牙间隙的增大、缩小和消失

（4）乳牙列期咬合曲线随年龄增长而逐渐平坦

从侧面观察，分别连接恒牙列上下颌切牙切缘、尖牙牙尖和磨牙近、远中颊尖，得到的曲线，称为纵𬌗曲线。从冠状面观察，连接两侧同名磨牙的颊舌尖得到的曲线，称为横𬌗曲线。

Spee 曲线[13]是著名的咬合曲线，描述上下颌的咬合曲度，即在恒牙列中，从侧方观察，依次连接下颌切牙切缘至最后一颗磨牙近远中颊尖所得的曲线。

本书中就以"咬合弯曲"来描述这一状态，咬合弯曲是牙列弯曲的别称。

我们[10]以 50 例儿童为研究对象，从 3 岁 0 个月~6 岁 0 个月每 6 个月采集一次口腔石膏模型，依次将乳切牙切缘、乳尖牙牙尖与乳磨牙颊尖或舌尖相连，观察咬合曲度随年龄增长的变化。

图 2.23 示上下颌咬合曲度随年龄增长变化的示意图。实际调查了 7 次，如全部用图

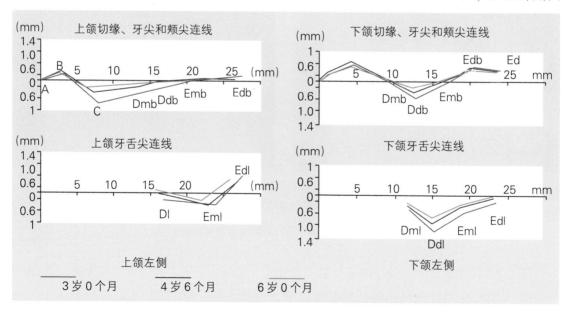

图 2.23　乳牙列期乳切牙切缘、乳尖牙牙尖和乳磨牙牙尖位置的平均增龄变化[10]

Dmb：第一乳磨牙近中颊尖；Dml：第一乳磨牙近中舌尖；Ddb：第一乳磨牙远中颊尖；Ddl：第一乳磨牙远中舌尖；Eml：第二乳磨牙近中舌尖；Edb：第二乳磨牙远中颊尖；Edl：第二乳磨牙远中舌尖；Ed：第二乳磨牙远中尖

表示过于复杂，不易理解。因此，分为 3 岁 0 个月、4 岁 6 个月和 6 岁 0 个月。同时，颊舌侧也不宜在同一图中表示，故将其分开表示。

如图所示，随年龄增长，上下𬌗曲线逐渐趋于平坦，乳牙列后期，仍存在一定曲度。

乳牙列期，下颌发生一定程度的生理性前移，可能与咬合曲线平坦化相关。下颌若无生理性前移，反而可能是异常的。

（5）3 种末端平面的发生率及其在乳牙列期的变化

上下颌牙列咬合时第二乳磨牙远中面形成的假想平面即为末端平面。观察末端平面的变化，有助于了解乳牙列期咬合关系的改变。在乳牙咬合关系中，上下颌第二乳磨牙远中平面的关系为末端平面关系。我们观察，一般上下颌第二乳磨牙远中面在咬合时为一条垂直线，前后相差小于 0.5 mm，为垂直型（图 2.24-A）。咬合时，下颌第二乳磨牙远中面位于上颌第二乳磨牙远中面的近中超过 0.5 mm，即为近中型（图 2.24-B）。咬合时，下颌第二乳磨牙远中面位于上颌第二乳磨牙远中面的远中超过 0.5 mm，即为远中型（图2.24-C）。

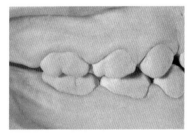 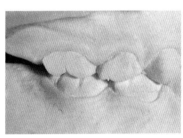 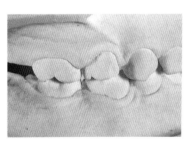

A. 垂直型末端平面　　　　　B. 近中型末端平面　　　　　C. 远中型末端平面

图 2.24　末端平面

这 3 种末端平面的发生率在乳牙列期也有变化。以下是通过分析乳牙列期各阶段模型，得出 3 种末端平面的发生率。

表 2.6 是 60 例儿童乳牙列早期和后期末端平面的调查结果。乳牙列早期，垂直型最多；乳牙列后期，近中型最多[8]。

表 2.6　乳牙列早期、后期各类型末端平面的发生率[8]　　　　　　　　　　（%）

类型	乳牙列早期			乳牙列后期		
	左侧	右侧	总计	左侧	右侧	总计
近中型	26	22	48 (40.0)	32	34	66 (55.0)
垂直型	28	32	60 (50.0)	23	20	43 (35.8)
远中型	6	6	12 (10.0)	5	6	11 (9.2)
总计	60	60	120 (100)	60	60	120 (100)

（6）乳中切牙的覆𬌗、覆盖随年龄增长而逐渐减小

图 2.25-A、B 示乳中切牙覆𬌗、覆盖随年龄和牙龄增长的变化，覆𬌗逐渐减小，覆盖在乳牙列期也有一定减小。因存在个体差异，当深覆𬌗逐渐转变为正常覆𬌗时，个别病例可能出现对刃𬌗。

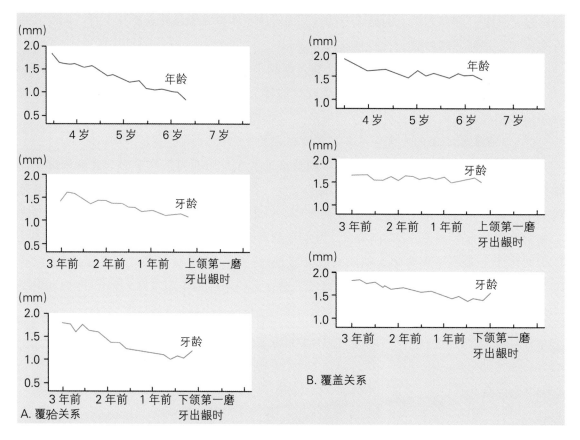

图 2.25　乳中切牙覆𬌗、覆盖的变化[8]

5. 乳牙列期远中型末端平面转变为恒牙列期安氏 Ⅱ 类错𬌗

乳牙列期近中型末端平面关系和垂直型末端平面关系在恒牙列期多转变为正常咬合关系。笔者指导完成的大西[9]的学位论文和 Arya[14] 研究表明，恒牙列期安氏 Ⅱ 类错𬌗多源于乳牙列期远中型末端平面关系。

因此，笔者认为乳牙列期远中型末端平面关系的患儿，从乳牙列期开始治疗效果较好。

6. 乳牙列期的无间隙牙列和拥挤牙列易造成恒牙列期牙列拥挤

无牙间隙的闭锁型牙列，虽然在乳牙列期是正常的，但闭锁型乳牙列，尤其是拥挤牙列在恒牙列期易出现牙列拥挤（图 2.26-A、B）。岛田[15]建议这类儿童在乳牙列期进行扩弓治疗。笔者认为乳牙列后期的闭锁型牙列或拥挤牙列，也应进行扩弓治疗。

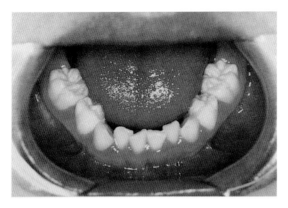

A. 上颌

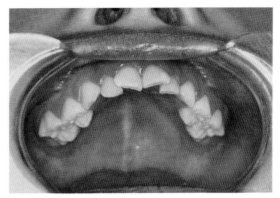

B. 下颌

图 2.26　乳牙列期的牙列拥挤（提供者：杉山瑞蕙）

7. 乳牙列期约 40% 的错𬌗畸形由口腔不良习惯引起

　　我们经调查表明：乳牙列期约 40% 的错𬌗畸形由口腔不良习惯引起。多数情况下，破除乳牙列期口腔不良习惯后，咬合可恢复正常。虽然口腔不良习惯会随年龄增长而逐渐减少，但若儿童 3 岁左右时仍存在口腔不良习惯，应及时改正或破除。

第3节
乳牙列期咬合诱导依赖牙槽骨和腭骨的生长发育

乳牙列期采用矫治器进行咬合诱导时，从生长发育的角度考虑，有很多需要注意的地方。目前对于乳牙列期的咬合诱导多从牙列方面阐述，而未考虑牙槽骨或腭骨的生长发育。迄今为止，对牙槽嵴部的研究仅仅是以牙槽嵴基底部为中心进行的，尚无针对咬合诱导矫治器应用的详细研究，对于腭骨部的研究也是同样的。

因此，对乳牙列初期到恒牙列完成期牙槽骨、腭骨及牙列的生长发育，笔者均做了详细的研究。为了正确反映牙槽骨、腭骨和其他部位的生长发育状况，研究对象每两个月采集一次口腔石膏模型，测量和研究其前方牙群和侧方牙群。

图 2.27-A、B、D 所示在牙槽嵴上从牙颈部开始向口底部方向，每间隔 2 mm 的垂直距离测定两侧牙槽嵴宽度、舌侧牙槽嵴间宽度和颊侧牙槽嵴间宽度。如此详细设定测量部位，是考虑到即使是同一部位的牙槽嵴，在同一生长发育期，近口底部和近牙颈部，或唇颊侧和腭舌侧，情况也有差异。

如图 2.27-A 示腭部的测量与牙槽嵴测量相同，每隔 2 mm 的垂直距离测量腭部宽度。图 2.27-C 示从腭部正中线开始，每隔 5 mm 的水平距离测量腭部高度。

在乳牙列期，侧方牙群分别测量两侧乳尖牙、第一乳磨牙、第二乳磨牙及其远中部位，前方牙群则是测量两侧乳中切牙和乳侧切牙部位。

笔者曾让杉原[7]、吉田[6]对乳牙列期牙槽骨和腭骨的生长发育进行详细研究，是为了避免活动矫治器阻碍正常的生长发育，希望达到促进生长发育的目的。

1. 乳牙列期牙槽骨的生长发育

（1）前方牙群区域

前方牙群区域包括乳中切牙和乳侧切牙牙槽嵴，是乳牙列期变化较少的部位。乳牙列期上颌乳中切牙牙槽嵴宽度减小，是腭骨高度增加所致。

图 2.28 是同一儿童 3 岁 10 个月和 5 岁 6 个月时上颌乳中切牙矢状面重叠图。基准平

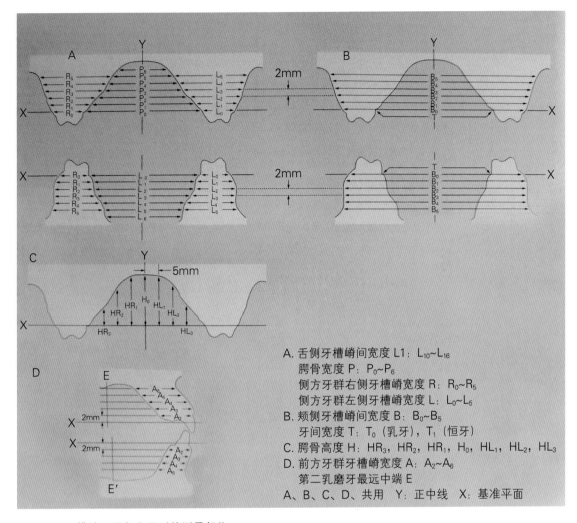

A. 舌侧牙槽嵴间宽度 $L1$: L_{10}~L_{16}
　　腭骨宽度 P: P_0~P_6
　　侧方牙群右侧牙槽嵴宽度 R: R_0~R_5
　　侧方牙群左侧牙槽嵴宽度 L: L_0~L_5
B. 颊侧牙槽嵴间宽度 B: B_0~B_5
　　牙间宽度 T: T_0（乳牙），T_1（恒牙）
C. 腭骨高度 H: HR_3，HR_2，HR_1，H_0，HL_1，HL_2，HL_3
D. 前方牙群牙槽嵴宽度 A: A_2~A_6
　　第二乳磨牙最远中端 E
A、B、C、D、共用　Y: 正中线　X: 基准平面

图 2.27　牙槽嵴、腭部和牙列的测量部位

面为前后位置较稳定的腭皱襞，可以观察到腭骨高度增加，牙槽嵴宽度减小。上颌乳侧切牙区较乳中切牙区变化小，但仍可观察到腭骨高度增加和牙槽嵴宽度减少。

　　下颌乳中切牙区牙槽嵴宽度自乳牙列早期至中期结束时几乎无变化。之后，牙槽嵴宽度整体略有增加，近口底处牙槽嵴宽度增加明显，这主要是由牙槽嵴舌侧隆起所致。

　　图 2.29 是同一儿童 3 岁 6 个月和 5 岁 0 个月时下颌乳中切牙矢状面重叠图。基准平面为这一时期前后位置较为稳定的乳尖牙最远中端。可以观察到，牙槽嵴舌侧隆起造成牙槽嵴增宽。下颌乳侧切牙区牙槽嵴改变稍晚，在恒侧切牙临近出龈时，与下颌乳中切牙区牙槽嵴改变有相同的倾向，但不如乳中切牙区明显。

　　图 2.30 示恒切牙自颌骨内萌出导致牙槽嵴舌侧隆起。刚萌出的恒切牙切缘作为支点，常可导致可摘式间隙保持器折断（图 2.31），应特别注意。

　　在乳牙列后期制作可摘式间隙保持器时，基托相应组织面应做少许缓冲（图 2.32），以防止基托折断。

　　在这一时期，有时基托折断原因不明，为了防止折断，在舌侧部位加入铸造金属网装置（图 2.33），或加入预成金属杆（图 2.34）以加强强度。加入铸造金属网或预成金属

年龄

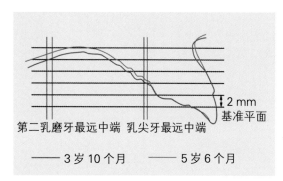

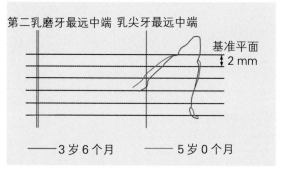

图 2.28　同一儿童 3 岁 10 个月和 5 岁 6 个月时上颌乳中切牙矢状面重叠图[7]

腭盖加深，牙槽嵴宽度明显减少

图 2.29　同一儿童 3 岁 6 个月和 5 岁 0 个月时下颌中切牙矢状面重叠图[7]

由于牙槽嵴舌侧隆突造成牙槽嵴宽度增加

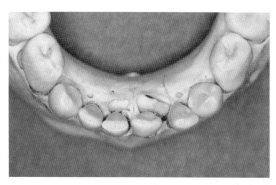

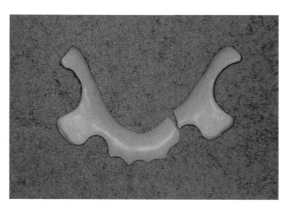

图 2.30　下颌恒切牙舌侧萌出致牙槽嵴舌侧隆起，可能是可摘式间隙保持器折断的原因

图 2.31　牙槽嵴舌侧隆起造成下颌可摘式间隙保持器折断

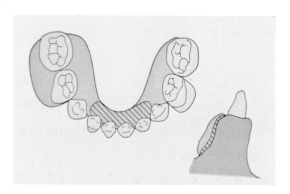

图 2.32　下颌前方牙群牙槽嵴舌侧隆起，在基托相应组织面去除少许基托材料。因此，在恒牙出龈前 1 年，应去除阴影部分的少许组织面作为缓冲

杆的间隙保持器虽不易折断，但可能阻碍生长发育，目前已不使用。

（2）侧方牙群区域

在乳牙列期，侧方牙群包括乳尖牙、第一乳磨牙、第二乳磨牙以及第二乳磨牙的远中牙槽嵴，各部分生长发育有所不同。

3 岁 8 个月和 5 岁 6 个月时的平均测量值模式图[6]（图 2.35）显示上颌牙槽骨和腭骨的生长发育状态。所示数字为 3 岁 8 个月与 5 岁 6 个月时检测数值之差。为了便于说明，

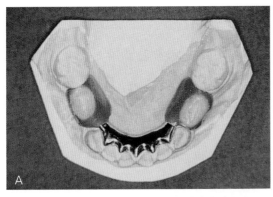 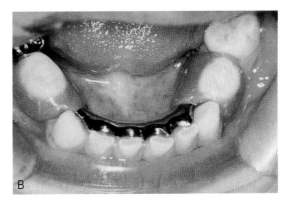

图 2.33　下颌前牙舌侧使用铸造金属网制作可摘式间隙保持器（D̄|D̄ 牙早失）

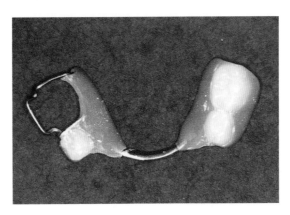

图 2.34　下颌前牙舌侧使用预成金属杆制作可摘式
间隙保持器（D̄|DE 早失）

还记录了两侧牙间的宽度。生长发育的特殊部位和发育量均用数字表示。图 2.36 是用相同方法显示乳牙列期下颌牙槽嵴的发育状态[6]。

图 2.35 所示，乳牙列期上颌颊侧牙槽嵴间宽度的变化，与两侧牙之间宽度的变化趋势相同，从前向后变化显著增大，但变化程度比牙间宽度的增加明显。和颊侧牙槽嵴间宽度增加相比，腭骨的生长发育更为显著，其生长发育趋势与牙间宽度和颊侧牙槽嵴间宽度相同，从前向后变化增大。两侧牙槽嵴均向颊侧方向生长，仅在很少部位略有减小。但是，乳尖牙两侧牙槽嵴宽度仅有少量增加。

图 2.36 是下颌牙槽嵴的生长发育图。如图所示，和两年间上颌第二乳磨牙远中最突点处牙槽嵴间宽度增加 3 mm 相比，下颌增加较小；而在下颌第二乳磨牙区，牙槽嵴宽度增加较大，约为 0.6 mm。

下颌舌侧牙槽嵴间宽度的生长发育与腭部宽度不同，对口底附近多部位进行测量，发现两年内几乎无变化，第一乳磨牙区约减少 1.2 mm，这与第一前磨牙牙胚的发育有关。恒牙牙胚位于颌骨内时，由于颌骨内的容积比较狭小，一般中切牙、尖牙、第二前磨牙牙胚偏颊侧，侧切牙、第一前磨牙牙胚偏舌侧。

除第一乳磨牙区外，两年间下颌两侧舌侧牙槽嵴间的宽度变化不大，乳尖牙区几乎无变化，只有第一乳磨牙舌侧牙槽嵴隆起增加。

由于存在上述改变，在乳牙列后期佩戴可摘式间隙保持器时（图 2.37），应熟知第

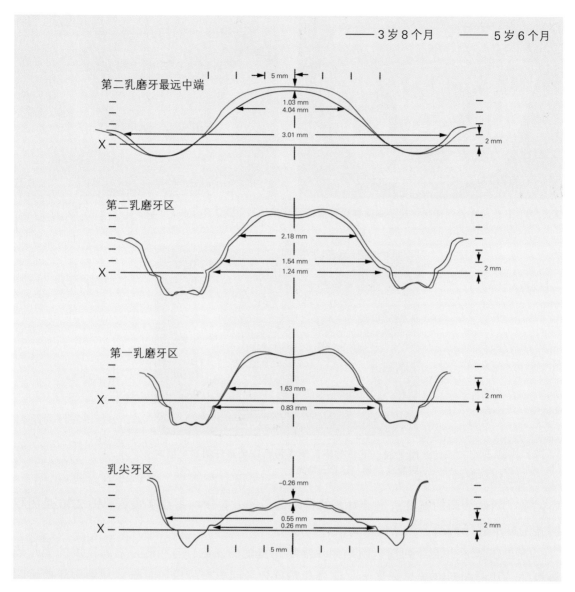

图 2.35　采用 3 岁 8 个月和 5 岁 6 个月时的平均测量值描绘上颌牙槽嵴和腭骨的生长发育模式图[6]。乳尖牙区的腭骨显著变浅

一前磨牙的发育特征，适时磨削第一乳磨牙舌侧基托组织面，防止阻碍发育和形成褥疮性溃疡。

2. 乳牙列期腭骨的生长发育

乳牙列期腭骨的生长发育（图 2.35）。以第一乳磨牙区为界向远中，随年龄增长腭部逐渐增高。两年间，第二乳磨牙最远中端腭骨正中线附近增高 1.3~1.4 mm。而乳尖牙区腭骨随时间推移逐渐变浅。图 2.38 为上颌恒切牙腭侧萌出，腭骨前部出现隆起。

图 2.39 是乳牙列初期佩戴的可摘式间隙保持器。在恒切牙出龈的前 1 年开始磨削两侧乳尖牙远中面前方的基托组织面，不妨碍恒切牙腭骨内萌出所形成的腭部隆起。图 2.40 是可摘式间隙保持器的基托在隆起处形成支点，易导致基托折裂。

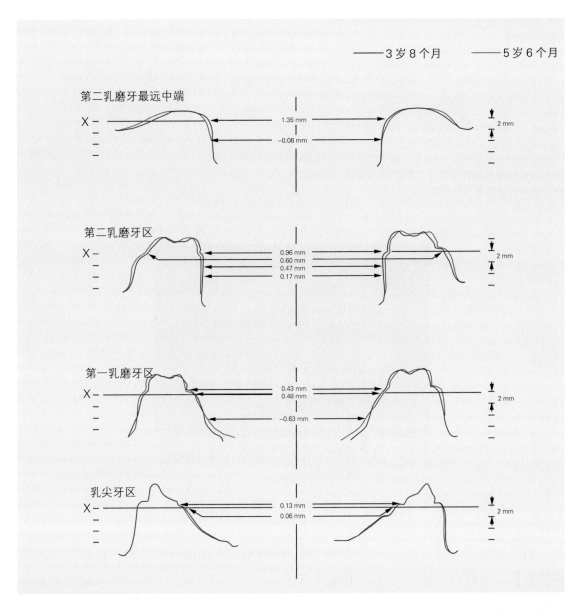

图 2.36　采用 3 岁 8 个月和 5 岁 6 个月时的平均测量值描绘下颌牙槽嵴的生长发育模式图[6]。第一乳磨牙舌侧牙槽嵴隆起

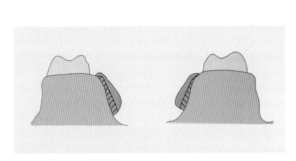

图 2.37　乳牙列后期下颌第一乳磨牙舌侧牙槽嵴发育情况，磨削可摘式间隙保持器相对应的基托组织面，靠近口底部磨削较多

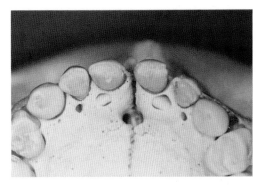

图 2.38　上颌恒切牙腭骨内萌出，腭骨前部形成隆起

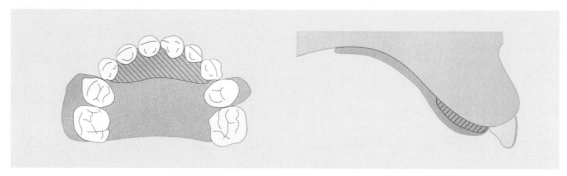

图 2.39　恒切牙腭骨内萌出形成前腭部隆突，应磨削可摘式间隙保持器相对应的组织面及两侧乳尖牙远中面前方的基托组织面（斜线部分）

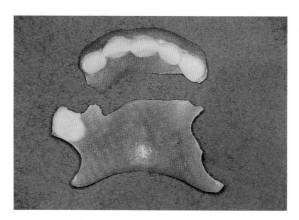

图 2.40　腭骨前方隆突区造成可摘式间隙保持器折断

随年龄增长腭骨后方逐渐加深，当间隙保持器无法通过调磨而继续使用时，需重新制作。

图 2.41-A 是某患儿在 3 岁 3 个月时制作的可摘式间隙保持器。图 2.41-B 是该间隙保持器戴入口腔内的情形。图 2.41-C 是该患儿 5 岁 9 个月时口腔内间隙保持器的戴入情况。图 2.41-D 是同一间隙保持器戴入该患儿 5 岁 11 个月时的口腔石膏模型上，腭盖高拱，该间隙保持器已不适用。考虑到基托变形的可能性，将其戴入距初次佩戴时间很接近的患儿 3 岁 1 个月时定期检查时的口腔石膏模型上，如图 2.41-E 所示，间隙保持器非常合适，基托未发生变形。说明在儿童生长发育期间，间隙保持器的使用是有时间期限的。图 2.41-F 是新制作的可摘式间隙保持器。图 2.41-G 是新的间隙保持器戴入口腔内的情况，非常合适。图 2.41-H 是从后方观察新旧保持器的区别，可见新的间隙保持器腭部既宽又深。

腭部宽度已在上颌牙槽嵴的生长发育部分进行描述，这里不再赘述。但每位口腔科医师需要了解，随着上颌骨的生长发育，腭后部逐渐变高变宽，数年后基托边缘会和腭黏膜逐渐分开。

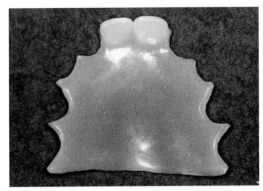

A. 首次制作的 BA|AB 可摘式间隙保持器

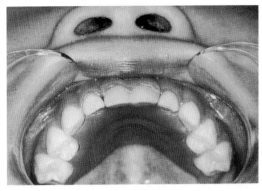

B. 口腔内佩戴可摘式间隙保持器（3 岁 3 个月）

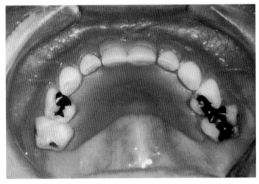

C. 在患儿 3 岁 3 个月时制作的间隙保持器到 5 岁 9 个月时不合适

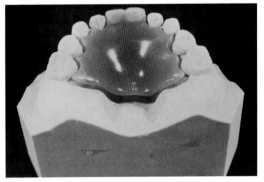

D. 将 3 岁 3 个月时制作的间隙保持器放置在 5 岁 11 个月的石膏模型上，可见腭盖高拱，间隙保持器不合适

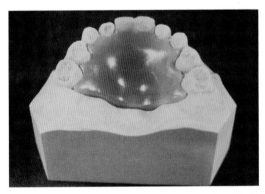

E. 将间隙保持器戴在初诊石膏模型上，间隙保持器合适，基托无变形

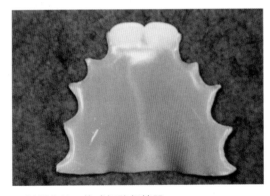

F. 新制作的可摘式间隙保持器

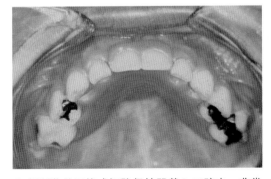

G. 新制作的可摘式间隙保持器戴入口腔内，非常合适（5 岁 11 个月）

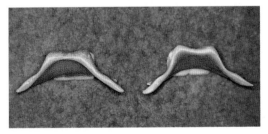

H. 从后方观察新旧间隙保持器（右：新保持器；左：旧保持器。新保持器腭部变深变宽）

图 2.41　3 岁 3 个月佩戴间隙保持器，5 岁 11 个月重新制作。可摘式间隙保持器和生长发育的相关性

参考文献

［1］ Moorrees C F A. The Dentition of the growing chind. Cambridge. Harvard University Press, 1959.

［2］ Bhussry B R. Orban's Oral histology and embryology. 9th ed. Development and Growth of teeth. Louis: The C V Mosby Co, 1980.

［3］ 日本小児歯科学会. 日本人小児における乳歯・永久歯の萌出時期に関する調査研究. 小児歯誌, 1988, 26：1-18.

［4］ 荻原弥作. 乳歯の萌出順序型に関する生物統計学的研究. 歯科学報, 1968, 68：588-611.

［5］ Baume L J. Physiological tooth migration and its significance for the development of occlusion. J dent Res, 1950, April：123-132.

［6］ 吉田昊哲. 歯列・歯槽部並びに口蓋の成長発育と、それらの関連性について——特に乳歯列期における側方歯群部を中心に. 歯科学報, 1976, 76（6）：879-945.

［7］ 杉原惇. 乳歯列期における前方歯群部の歯列、歯槽部並びに口蓋の成長発育. 歯科学報, 1980, 80（3）：317-387.

［8］ 秋元英典. 乳歯列から混合歯列初期にいたる咬合関係の変化に関する累年的研究. 歯科学報, 1990, 90（1）：21-70.

［9］ 大西美香. 乳歯列期から永久歯列安定期にいたる側方歯群部の前後的咬合関係の変化. 歯科学報, 1995, 95（8）：793-828.

［10］ 桐原俊治, 薬師寺仁, 町田幸雄. 乳歯列期における切端・尖頭・咬頭頂連続曲線の累年的観察. 歯科学報, 1998, 98（3）：235-266.

［11］ 薬師寺仁, 町田幸雄, 難波哲夫. 乳歯列期における歯間空隙の発現率及び空隙量の経年的変化に関する研究——第1報. 上顎歯列について. 歯科学報, 1984, 84：1979-1990.

［12］ 薬師寺仁, 町田幸雄, 難波哲夫. 乳歯列期における歯間空隙の発現率及び空隙量の経年的変化に関する研究——第2報. 下顎歯列について. 歯科学報, 1985, 85：485-497.

［13］ Spee F G. Die Vershicbungshan des Unterkiefers am Schadel. Archv. fur Anato. Physiol, 1890: 285-294.

［14］ Arya B S, Savora B S, Tomas D R. Prediction of first molar occlusion. Am J Orthod, 1973, 63: 610-621.

［15］ 島田朝晴. 歯列育形成. 東京：クインテッセンス, 1995.

［16］ 西條崇子, 米津卓郎, 町田幸雄. 1歳6ヵ月から5歳にいたる小児の口腔習癖の推移と咬合状態との関連性について. 歯科学報, 1988, 98: 137-149.

第**3**章
乳牙列期应治疗的错殆畸形

乳牙列期错殆畸形的年龄分布

乳牙列期前牙反殆、上颌前突、开殆随年龄增长
　而变化

乳牙列期后牙反殆、对刃殆随年龄增长而变化

仅需要调磨法治疗的乳牙列期错殆畸形

乳牙列期首先需要治疗的错殆畸形是后牙反殆

乳牙列期前牙反殆的治疗

乳牙列后期前牙反殆是否需要治疗

口腔不良习惯引起的乳牙错殆畸形的治疗

乳牙列期错殆畸形的病因约 40%是口腔不良习惯

乳牙列期的口腔不良习惯以吮指习惯最为常见

吮指习惯是造成开殆及上颌前突的最主要病因

口腔不良习惯的治疗时机：以约 3 岁为宜

第1节
乳牙列期错殆畸形随年龄增长而变化

　　笔者对1岁6个月、2岁、3岁、5岁4个年龄段共512例儿童的咬合状态进行调查研究，结果如图3.1和表3.1所示[1-2]。可见，1岁6个月和2岁年龄段错殆畸形发病率略高于正常咬合，之后错殆畸形发病率逐渐降低，正常咬合的比例逐渐增加。乳牙萌出期口腔咬合状态尚不稳定，乳牙列期错殆畸形的主要病因是口腔不良习惯，随着年龄增长口腔不良习惯逐渐减少[3]。

　　我们以表3.2为标准对乳牙列期错殆畸形进行分类。总体而言，乳牙列期错殆畸形随年龄增长呈减少趋势。但是，也有部分错殆畸形的发病率随年龄增长而增加。如图3.2、表3.1所示，随着年龄增长发病率呈减少趋势的为前牙反殆、上颌前突、开殆和深覆殆，随着年龄增长发病率呈增加趋势的为后牙反殆和对刃殆。

　　笔者对深覆殆的判断如表3.2所列（下颌乳牙切缘咬至上颌腭侧牙龈组织）为准。

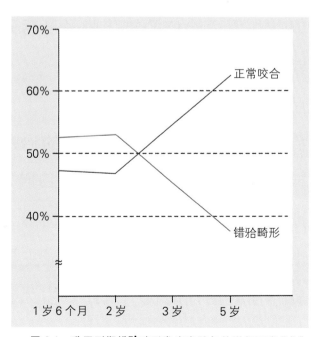

图 3.1　乳牙列期错殆畸形发病率随年龄增长而变化[1-2]

表 3.1　乳牙列期各年龄段错𬌗畸形的分布[1-2]　　　　　　　　　　　例（%）

咬合状态		年　龄			
		1 岁 6 个月	2 岁	3 岁	5 岁
正常咬合		242（43.7%）	240（46.9%）	279（54.5%）	320（62.5%）
错𬌗畸形		270（52.7%）	272（53.1%）	233（45.5%）	192（37.5%）
错𬌗畸形	上颌前突	30（5.9%）	45（8.8%）	48（9.3%）	19（3.7%）
	前牙反𬌗	83（16.2%）	63（12.3%）	49（9.6%）	29（5.7%）
	深覆𬌗	71（13.9%）	63（12.3%）	46（9.0%）	37（7.2%）
	开𬌗	33（6.4%）	53（10.3%）	40（7.8%）	29（5.7%）
	对刃𬌗	33（6.4%）	27（5.2%）	23（4.5%）	48（9.3%）
	后牙反𬌗	9（1.7%）	7（1.4%）	13（2.5%）	20（3.9%）
	牙列拥挤	5（1.0%）	6（1.2%）	6（1.2%）	4（0.8%）
	其　他	6（1.2%）	8（1.6%）	8（1.6%）	6（1.2%）

表 3.2　乳牙列期错𬌗畸形的判断标准[1]

前牙反𬌗	上下颌乳前牙覆盖连续 2 颗以上呈唇舌位逆反
对刃𬌗	上下颌乳切牙呈切缘相对
深覆𬌗	下颌乳牙切缘咬至上颌腭侧牙龈组织
开𬌗	咬合时，上下颌乳前牙切缘间垂直向无𬌗接触
上颌前突	乳前牙覆盖大，上下颌乳切牙无咬合接触
后牙反𬌗	咬合时，乳牙侧方牙群或包括侧方牙群在内的上颌乳牙位于下颌乳牙舌侧
牙列拥挤	乳牙列排列拥挤

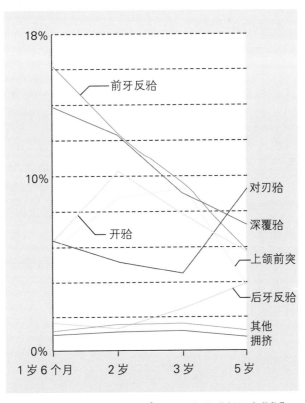

图 3.2　乳牙列期各种错𬌗畸形随年龄增长而变化[1-2]

图 3.3 显示同一儿童牙列覆𬌗关系的增龄性变化。3 岁 2 个月时（图 3.3-A）为深覆𬌗、5 岁 4 个月时（图 3.3-B）变为浅覆𬌗、6 岁 6 个月时（图 3.3-C）接近对刃𬌗。

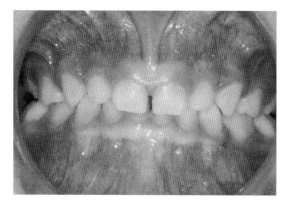

A. 深覆𬌗（3 岁 2 个月）

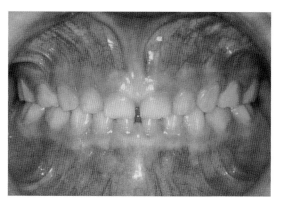

B. 浅覆𬌗（5 岁 4 个月）

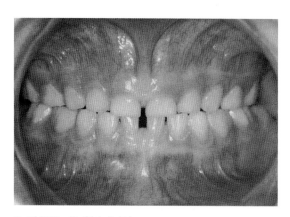

C. 对刃𬌗（6 岁 6 个月）

图 3.3　同一儿童随年龄增长覆𬌗逐渐减小

如前所述，前牙覆𬌗随着年龄增长而逐渐减小。常见同一儿童随着年龄增长由深覆𬌗逐渐转变为正常咬合的情况。然而，就此认为同一儿童的覆𬌗关系随着年龄增长可由错𬌗畸形转变为正常咬合，笔者还尚存疑问。

乳牙列期多见间隙型牙列。上下颌第一磨牙呈尖对尖的垂直型关系，在恒牙列期被称作安氏远中型Ⅱ类错𬌗畸形。但是，这种尖对尖咬合关系在混合牙列早期是正常的。

由此看来，恒牙列期错𬌗畸形的判断标准，并不完全适用于乳牙列期。因此应考虑是否需要根据生长发育来重新制订乳牙列期错𬌗畸形的判断标准。牙覆𬌗关系可随年龄增长而变化，那么应如何制订乳牙列期深覆𬌗的判断标准等都是需要深入研究的课题。也有学者认为乳牙列期对刃𬌗是正常咬合关系。

第 2 节
后牙反殆是乳牙列期最需要治疗的错殆畸形

乳牙列期后牙反殆的发病率低，但随着年龄增长有逐渐增加趋势（表 3.1、图 3.2）。

Kutin 和 Hawes[4]等通过临床观察发现，48 例乳牙列期后牙反殆未经治疗的患儿，其中 44 例第一恒磨牙萌出后为反殆关系，甚至出现前磨牙和磨牙萌出时同时呈现反殆关系的现象。而在乳牙列期治疗后牙反殆的临床病例，前磨牙和磨牙萌出时呈正常咬合关系。

Schroder[5]等报告，32 例乳牙列期单侧后牙反殆患儿经过治疗，27 例在上下颌第一恒磨牙萌出后呈正常咬合关系。

乳牙列期后牙反殆，不仅对之后的混合牙列期、恒牙列期的咬合关系造成恶劣的影响，长此以往还会影响下颌的生长发育，增加下颌永久性偏斜及面部发生不对称的可能性等一系列严重后果。因此，后牙反殆一经发现，应及时治疗。笔者认为，乳牙列期错颌畸形中，后牙反殆是最需要治疗的错殆畸形。

1. 不需要使用矫治器治疗的后牙反殆

乳牙列期后牙反殆的类型中，一些呈现出上颌牙弓狭窄，其中也有一些上下颌牙弓大小是协调的。此类临床病例，可依据上下颌咬合模型来判断是否存在殆干扰。对存在殆干扰的牙进行调磨，在解除殆干扰状态后，上下颌可能会转为正常咬合关系。

图 3.4 所示，患者的上下颌牙弓大小和形态虽然协调，但由于左侧乳尖牙存在殆干扰而导致单侧后牙反殆。该患者上下颌模型为正常咬合关系，是何原因导致下颌呈偏位咬合状态，笔者考虑可能是习惯性咬合造成的功能性后牙反殆。

治疗前，下颌左侧乳尖牙远中牙呈反殆状态、下颌中线偏移（图 3.4-A）。如图 3.4-B 所示，在左侧上颌乳尖牙唇面及牙尖粘接树脂，使乳尖牙唇倾，以此强制性诱导下颌乳尖牙至正常咬合状态。此时可见反殆侧及对侧牙列均呈正常咬合关系（图 3.4-C、D）。1 月后复诊（图 3.4-E）后牙反殆解除、上下颌中线一致。治疗 6 个月后，后牙反殆完全解除，上下颌中线一致（图 3.4-F）。临床上不少病例采用添加树脂法进行治疗，通过调磨牙干扰牙而诱导形成正常咬合关系的后牙反𬌗病例则更加常见。

　　图3.5是图3.4中患者通过添加树脂治疗后牙反𬌗的示意图。该治疗方法可能会增加乳尖牙的咬合负担。但是，考虑到此类病例是某些原因造成的下颌功能性偏斜以及4岁时乳尖牙牙根还未进入生理性吸收期而处于稳定期、乳尖牙牙根较长等因素，因此，可采用该方法治疗。

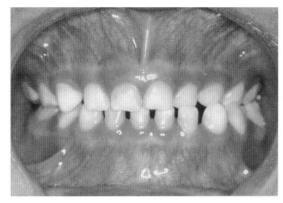
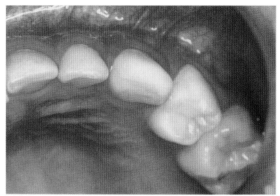

A. 功能性后牙反𬌗（4岁4个月），中线偏移，治疗前　　B. 上颌左侧乳尖牙唇面及牙尖粘接树脂

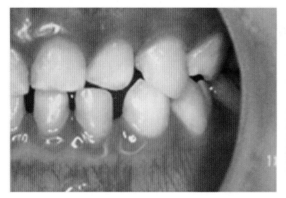
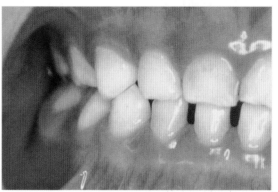

C. 添加树脂后改善后牙反𬌗咬合关系　　D. 添加树脂后对侧牙列呈正常咬合关系

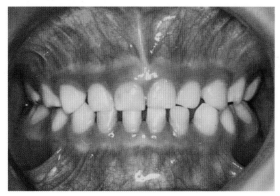
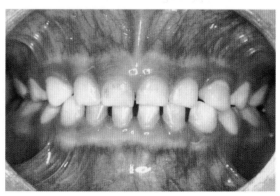

E. 治疗1个月后，后牙反𬌗改善，上下颌中线一致（4岁5个月）　　F. 治疗6个月后，后牙反𬌗完全解除（4岁10个月）

图3.4　上颌乳尖牙添加树脂治疗功能性后牙反𬌗（提供者：米津卓郎）

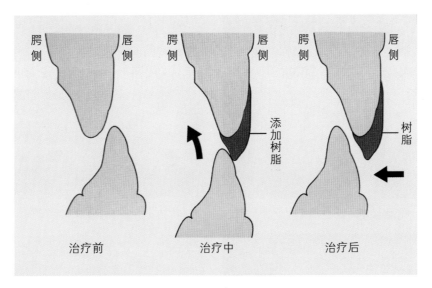

图 3.5　上颌乳尖牙添加树脂治疗后牙反𬌗模式图

2. 双侧上颌牙弓狭窄伴后牙反𬌗的治疗

乳牙列期后牙反𬌗，多数伴有上颌牙弓狭窄。由于是双侧狭窄、牙弓形态常呈对称性。此类患儿多采用扩大上颌牙弓的方法治疗。

患儿双侧上颌狭窄伴后牙反𬌗（图 3.6）。左侧乳尖牙至远中乳磨牙区呈明显反𬌗状态，下颌左偏，上下颌中线不一致（图 3.6-A）。上颌牙列两侧狭窄、左右基本对称，见图 3.8-B。将正中放置螺旋扩大器的矫治器戴入口内（图 3.6-C、D），扩大上颌牙弓。6个月后，上颌牙弓扩大（图 3.6-E）、后牙反𬌗解除、上下颌中线一致（图 3.6-F）。患儿9岁8个月时，第一恒磨牙均于正常位置萌出、建立正常咬合关系（图 3.6-G）。

3. 开𬌗伴后牙反𬌗的治疗

多数人认为吮指习惯和吸奶嘴是造成后牙反𬌗的主要原因，我们调查[3]的49例后牙反𬌗患者中12例（24.5%）有上述不良习惯。

图 3.7 是由于吮指习惯导致的开𬌗并伴有双侧上颌牙弓狭窄和后牙反𬌗的病例，表现为：下颌偏斜，上下颌中线不一致（图 3.7-A），双侧上颌牙弓狭窄（图 3.7-B）。戴入正中放置螺旋扩大器的矫治器扩弓 1 年 5 个月后，上颌牙弓扩大，上颌前牙在唇弓压力作用下向舌侧移动（图 3.7-C），上下颌中线一致（图 3.7-D），咬合关系改善。图 3.7-E 所示为患儿9岁10个月的混合牙列期，此时上下颌左右侧第一磨牙建立了正常咬合关系。

4. 咬合调整治疗后牙反𬌗

Kisling[6]认为，乳尖牙咬合干扰导致的单侧后牙反𬌗治疗较容易。

在上下颌中线对齐的咬合状态下检查单侧后牙反𬌗的早接触状况，调磨乳尖牙，如图3.8 所示，磨改牙尖的 4 个斜面，以与牙长轴成45°或稍小的角度调磨，但不能小于30°。

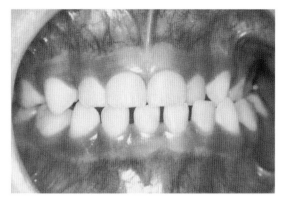

A. 治疗前，上下颌中线不一致

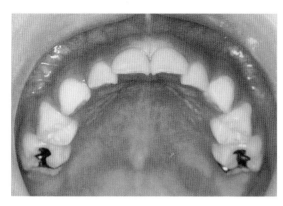

B. 治疗前，上颌牙弓狭窄

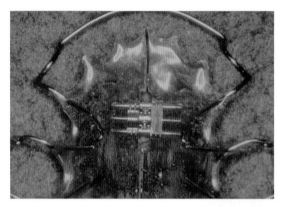

C. 放置螺旋扩大器的活动矫治器

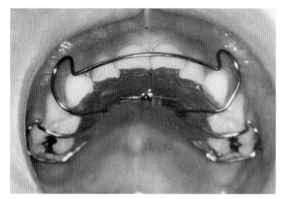

D. 上颌佩戴放置螺旋扩大器的活动矫治器

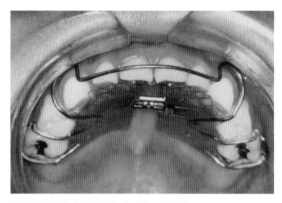

E. 扩弓后的上颌牙弓（5岁2个月）

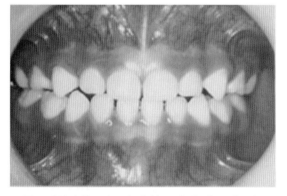

F. 后牙反𬌗改善、上下颌中线一致（5岁2个月）

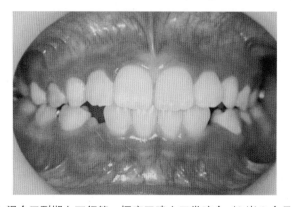

G. 混合牙列期上下颌第一恒磨牙建立正常咬合（9岁8个月）

图 3.6　双侧上颌牙弓狭窄伴后牙反𬌗的治疗（提供者：久保周平）

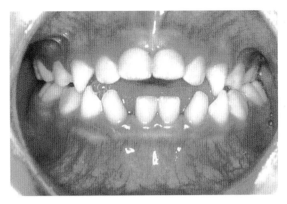
A. 治疗前上下颌中线不一致伴有开𬌗（3 岁 4 个月）

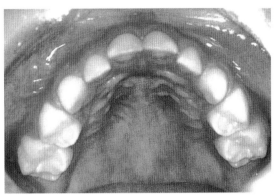
B. 戴入扩弓装置前的狭窄的上颌牙弓

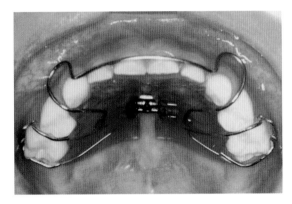
C. 上颌牙弓扩弓 1 年 5 个月后

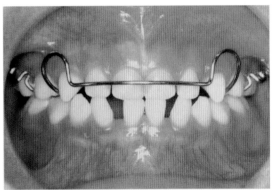
D. 后牙反𬌗关系及开𬌗改善，上下颌中线一致

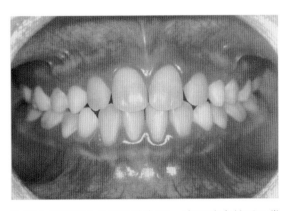
E. 混合牙列期上下颌左右侧第一磨牙咬合关系正常
（9 岁 10 个月）

图 3.7　吮指习惯导致的开𬌗并伴有双侧上颌牙弓狭窄和后牙反𬌗的病例（提供者：久保周平）

　　需要注意的是，调磨乳尖牙后可出现上颌牙弓扩大而下颌牙弓缩窄的情况，因此，应在初次调磨的 2 周后，再次调磨。

　　对于复杂病例，如乳磨牙尤其是第二乳磨牙存在𬌗干扰，治疗时调磨上下颌牙的颊舌尖（图 3.9）。但是，不能形成像乳尖牙那样较平缓的斜面，应形成较陡的斜面。

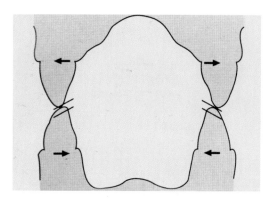 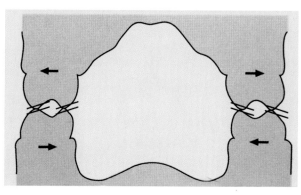

图 3.8　单侧后牙反殆的乳尖牙调磨法（Kising，
1980）[6]
箭头表示牙移动方向

图 3.9　乳磨牙调磨法（Kising，1980）[6]
箭头表示牙移动方向

第 3 节
乳牙列期前牙反殆的治疗

1. 乳牙列期前牙反殆随年龄增长而变化

有学者证实乳牙列期前牙反殆可自愈[7-8]。根据我们调查，乳牙列期前牙反殆的发生率随着年龄增长而逐渐降低，1 岁时为 16.2%、2 岁时为 12.3%、3 岁时为 9.6%、5 岁时为5.7%。

宫原[9]对 81 例前牙反殆患儿在恒牙萌出期是否能形成正常咬合进行调查，根据患儿4 岁时其咬合关系改善或是未改善为正常咬合关系将患儿分为改善群或未改善群进行判断，结果显示与以下因素有关：

强制性下颌最大后退位：强制使下颌处于最大后退位时，前牙能够处于正常的覆盖关系属于改善群。

反殆牙数目（部位）：前牙反殆部位越局限、反殆牙数目越少者越易成为改善群。

家族史：与未改善群相比，改善群其近亲人群中前牙反殆发生比例较低。

颌面部骨骼改变程度：头影测量结果显示，N 点与 Go 点接近，A、B、Pog 点前突，面部偏斜者属于未改善群。SN Pog 角和 Gonial 角之和大于 205°者，很难成为改善群。

颌骨内恒切牙牙胚的位置及牙轴方向：未改善群者，颌骨内上颌中切牙切缘位于下颌中切牙舌侧、上颌中切牙牙长轴向舌侧倾斜。

可以利用以上所有或部分条件进行判断。

笔者通过临床观察得出，患儿前牙反殆的自愈能力与反覆盖的程度相关，乳牙列后期严重反覆盖的患儿难以自愈。

图 3.10 是一例乳前牙反殆自愈的病例。图 3.10-A 为患儿 4 岁 5 个月时的咬合情况。乳前牙区呈反覆盖，浅覆殆。图 3.10-B 为该患儿 5 岁 10 个月时，除上颌左侧侧切牙外其余牙反殆自愈。图 3.10-C 为该患儿 15 岁 2 个月时恒牙列的咬合状态，下颌侧切牙略偏向舌侧，覆盖关系正常。

图 3.11 所示为乳前牙反殆在混合牙列早期未能自愈的病例。图 3.11-A 为患儿 3 岁 8

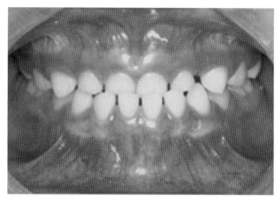

A. 乳前牙区呈反覆盖、浅覆𬌗（4 岁 5 个月）

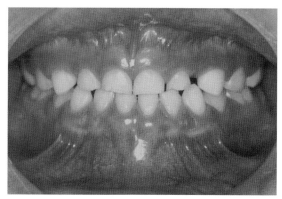

B. 除上颌左侧乳侧切牙外，其余牙反𬌗自愈（5 岁 10 个月）

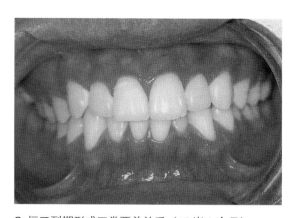

C. 恒牙列期形成正常覆盖关系（15 岁 2 个月）

图 3.10　乳前牙反𬌗自愈病例（提供者：关口浩）

个月时，双侧下颌第一乳磨牙及近中牙呈反覆盖，深覆𬌗。图 3.11-B 为该患儿下颌右侧中切牙萌出后仍呈反覆盖。图 3.11-C 为该患儿下颌两侧中切牙于口内萌出，上颌左侧中切牙处于即将萌出状态，明显位于舌侧，上下颌呈明显反覆盖关系。

　　乳牙列期前牙反𬌗，虽可能自愈，但为了避免对骨骼发育和肌功能产生影响，应尽早治疗。

2. 乳牙列期前牙反𬌗的种类及鉴别诊断

　　乳牙列期前牙反𬌗可分为牙性、骨性和功能性反𬌗。

　　牙性前牙反𬌗：主要是由于乳前牙牙轴倾斜度异常所致。

　　骨性前牙反𬌗：上颌骨发育不足和（或）下颌骨发育过度等造成上下颌骨骨量不调。

　　功能性前牙反𬌗：乳前牙的咬合干扰，诱导下颌向前导致前牙反𬌗。

　　牙性前牙反𬌗多伴有功能性前牙反𬌗。

　　田中丸和笔者曾[10]于 1988 年提出乳牙牙性和骨性前牙反𬌗的鉴别诊断标准，现做部分修改，如表 3.3 所示。

　　虽然乳牙列期牙性前牙反𬌗有自愈的可能，但若长期不予治疗，可能会抑制上颌骨

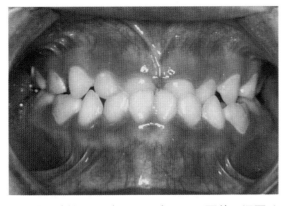 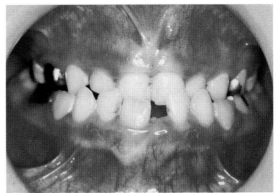

A. 下颌两侧第一乳磨牙及近中牙呈反覆盖，深覆𬌗　B. 下颌右侧中切牙萌出后仍呈反覆盖（6 岁 10 个月）
（3 岁 8 个月）

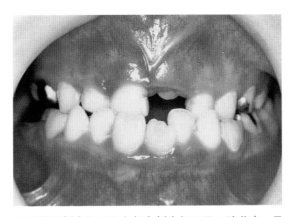

C. 下颌两侧中切牙和上颌左侧中切牙于口腔萌出，呈
反覆盖关系（7 岁 2 个月）

图 3.11　乳牙列期前牙反𬌗在混合牙列早期未能自愈的病例（提供者：坂井惠美）

表 3.3　牙性前牙反𬌗与骨性前牙反𬌗的鉴别标准[10]

牙性前牙反𬌗	骨性前牙反𬌗
下颌强制最大后退位时上下颌切牙可达对刃𬌗	下颌强制最大后退位时上下颌切牙仍为反覆盖
闭口时上下颌切牙切缘咬合基本可接触，之后下颌向前方移位（多数为功能性原因）	闭口时下颌近中位，反𬌗位可顺利咬切食物（少数为功能性原因）
上颌切牙舌侧倾斜 下颌切牙唇侧倾斜	上下颌切牙唇舌向倾斜度正常 上颌切牙唇侧倾斜或下颌切牙舌侧倾斜
∠ANB 正常（3°）	∠ANB 小或为负值
乳牙列末端平面呈近中或垂直型	乳牙列末端平面呈明显近中型
乳尖牙正常覆盖	乳尖牙反覆盖

及颞下颌关节的发育，甚至可能造成骨性错𬌗畸形，应尽早治疗。

　　乳牙列期骨性前牙反𬌗经过早期治疗可以得到改善，但是复发者较多，医生应向患儿家长说明，指出反𬌗抑制上颌骨发育的危害性，即使复发，也会促进颌骨正常发育等。

3. 通过调𬌗治愈功能性前牙反𬌗病例

图 3.12-A 所示为 2 岁 9 个月患儿治疗前的咬合情况，20 颗乳牙完全萌出。图 3.12-B 为乳前牙区呈反覆盖及深覆𬌗关系。图 3.12-C、D 表明乳尖牙严重磨耗不足，存在咬合干扰。

为了解除咬合干扰，调磨乳尖牙牙尖和切缘。结果，3 岁 10 个月时发现下颌牙弓后退、覆𬌗变浅（图 3.12-E）。但患儿乳前牙区仍呈反覆盖关系（图 3.12-F）。咬合位时，上下颌乳尖牙咬合未接触（图 3.12-G、H）。但由于反覆盖未解除，继续调磨乳尖牙。4 岁 2 个月时反覆盖情况得到改善（图 3.12-I）、呈对刃𬌗（图 3.12-J）、乳尖牙接触（图 3.12-K、L）、下颌后退。

患儿 8 岁 6 个月时，乳前牙全部被恒牙替换，呈正常咬合关系（图 3.12-M）。患儿覆𬌗关系正常（图 3.12-N）、尖牙呈正常咬合关系（图 3.12-O、P）。

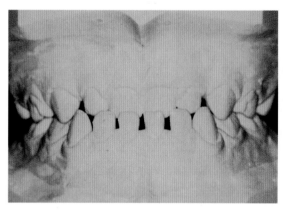

A. 患儿治疗前（2 岁 9 个月）

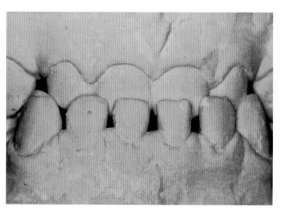

B. 乳前牙区呈反覆盖、深覆𬌗关系

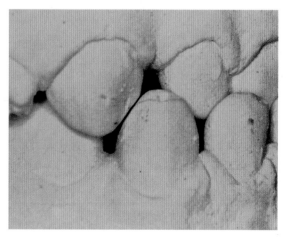

C. 右侧
治疗前上下颌乳尖牙存在咬合干扰

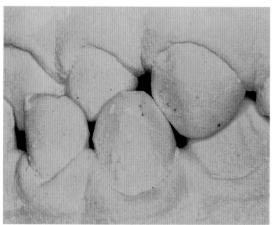

D. 左侧

图 3.12 调𬌗治疗功能性前牙反𬌗的病例

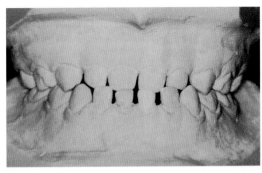

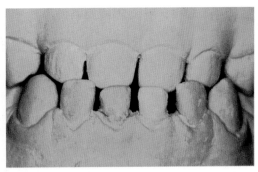

E. 下颌牙弓后退、覆𬌗变浅　（3 岁 10 个月）

F. 乳前牙区仍呈反覆盖关系

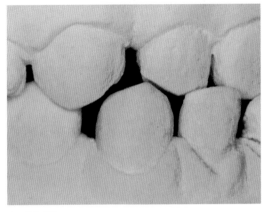

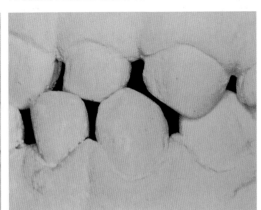

G.（右侧）

H.（左侧）

咬合位时，上下颌乳尖牙未接触，反覆盖未解除，继续调磨乳尖牙

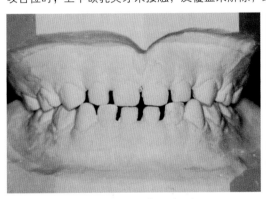

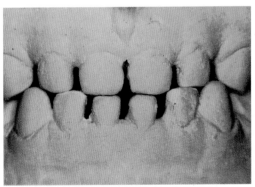

I. 反覆盖情况得到改善　（4 岁 2 个月）

J. 呈对刃𬌗

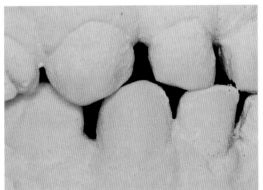

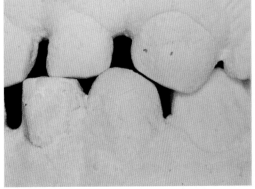

K. 右侧

L. 左侧

上下颌乳尖牙基本接触

图 3.12（续）

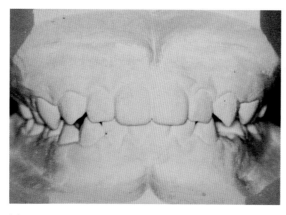
M.

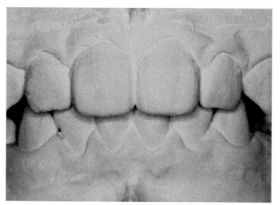
N.

乳前牙全部被恒牙替换，呈正常咬合关系（8岁6个月），覆𬌗关系正常

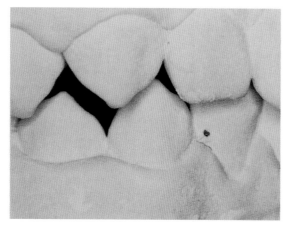
O. 右侧

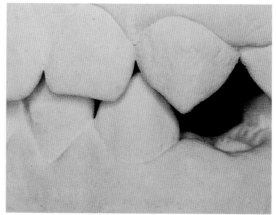
P. 左侧

左右两侧上下颌尖牙咬合关系大致正常

图 3.12（续）

  如图 3.13 所示，本病例的调磨部位为上颌两侧乳尖牙牙尖和近中切缘以及下颌两侧乳尖牙牙尖和远中切缘。通过调磨以解除咬合干扰，使下颌逐渐后退。若一次调磨过多可能会出现牙本质过敏或牙髓炎症状，故应分次调磨。一般情况下，乳切牙不做咬合调整。但由于乳牙列期息止颌位时的生理间隙达数毫米，即使不调磨乳切牙，多数病例下颌也较易后退。

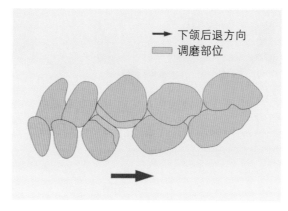

图 3.13 功能性乳前牙反𬌗的调磨法模式图

　　笔者指导的黄[11]、外木[12]的学位论文表明，随着年龄增长乳牙会有较明显的生理性磨耗。乳前牙中乳尖牙磨耗量较大。3 岁儿童的临床牙冠高度可因磨耗下降 15%~24%，所以，常可见到因磨耗造成患儿的牙尖形态消失。但是，在功能性乳前牙反𬌗病例中，上下颌牙无生理性磨耗或磨耗不足导致的咬合干扰是造成反𬌗的主要病因，也是导致功能性乳前牙反𬌗的因素之一。

4. 斜面导板治疗乳前牙反𬌗

　　乳牙侧方牙群的咬合处于咬合不稳定时期，同一儿童在同一时期可能出现正常𬌗也可能出现反𬌗，此类病例建𬌗完成时发生反𬌗的危险性较高。此类反𬌗病例分为牙性反𬌗和功能性反𬌗。图 3.14-A、B 所示为 1 岁 2 个月的儿童口内照片，同一天内，咬合既可以表现为正常覆盖，也可以表现为反覆盖。

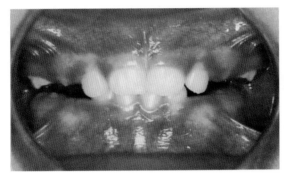
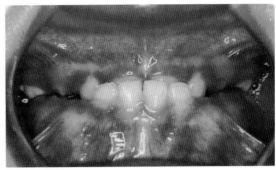

A. 正常覆盖　　　　　　　　　　　　　　　　　B. 反覆盖

图 3.14　咬合表现为正常覆盖和反覆盖的婴儿（1 岁 2 个月）（提供者：中村孝）

　　图 3.15-A 所示患儿为牙性乳前牙反𬌗，乳前牙区反覆盖、上颌乳前牙舌侧倾斜、下颌前移处于功能性前牙反𬌗状态。该病例于下颌乳磨牙处以箭头卡为固位装置，利用斜面导板，使上颌前牙唇侧倾斜和下颌后移（图 3.15-B）。图 3.15-C 为佩戴矫治器后的咬合状态。图 3.15-D 为治疗 3 个月后即该患儿 4 岁 8 个月时的口内照片，可见乳前牙反𬌗解除。

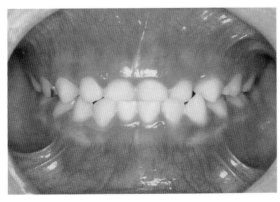
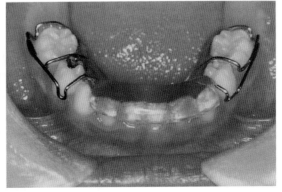

A. 牙性乳前牙反𬌗，乳前牙区反覆盖（4 岁 5 个月）　　B. 下颌戴入斜面导板（4 岁 5 个月）

图 3.15　牙性乳前牙反𬌗治疗病例（提供者：中川 さとみ）

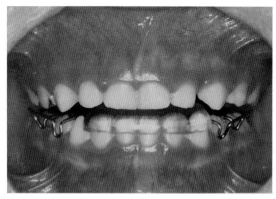

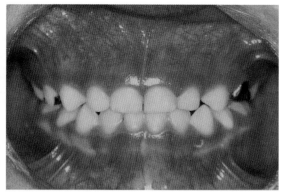

C. 佩戴矫治器后的咬合状态   D. 乳前牙反𬌗解除（4岁8个月）

图3.15（续）

图3.16所示为乳前牙反𬌗所用斜面导板的设计方法，斜面设计为急斜面、使上颌乳前牙向前方倾斜而下颌后移。

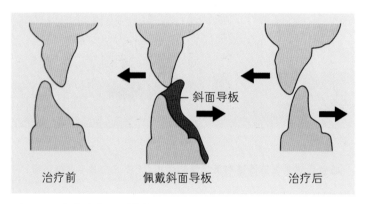

斜面导板

治疗前   佩戴斜面导板   治疗后

图3.16 治疗乳前牙反𬌗模式图

5. 仅在夜间佩戴矫治器治疗前牙反𬌗

咬合诱导期间，矫治器的外观可能会对患儿产生诸多影响，因此，仅在夜间佩戴矫治器可以避免这些问题。

如图3.17所示，外木使用Elostic Open Activator（EOA）功能性矫治器夜间佩戴9~10 h治疗前牙反𬌗，取得了较好的效果。这种矫治器参考了G. Klammt设计的日间应用Activator矫治器，可用于治疗前牙反𬌗及其他各种错𬌗畸形。用于治疗前牙反𬌗的矫治器，由左右侧侧方牙群部位的树脂诱导斜面与侧方牙群相接制作而成，在上颌唇弓处加唇面板，下颌舌面诱导弓丝离开切牙舌面制作而成。

图3.18-A、B、C为使用EOA矫治器治疗乳牙列期前牙反𬌗的病例。图3.18-A为治疗前口内石膏模型，前牙呈反𬌗状态。图3.18-B为佩戴矫治器时状况。图3.18-C为佩戴矫治器4个月后的口内照片，可见覆盖关系已经改善。本病例治疗2个月时呈对刃𬌗，3个月时为正常覆盖。

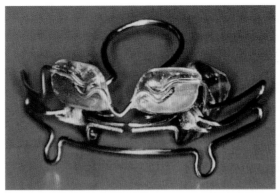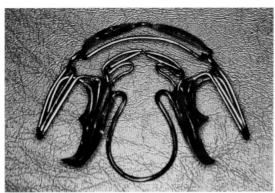

图 3.17　Elostic Open Activator（提供者：外木德子）

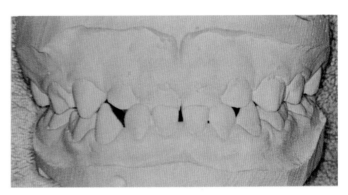

A. 治疗前口内石膏模型，5 岁 10 个月

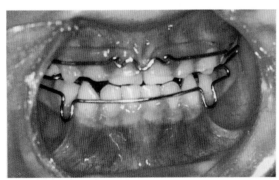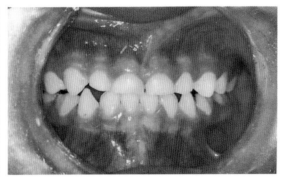

B. 佩戴 EOA 时　　　　　　　　　　　　　C. 正常覆盖关系，6 岁 2 个月

图 3.18　采用 EOA 治疗乳牙列期前牙反𬌗的病例（提供者：外木德子）

6. 乳牙列期骨性前牙反𬌗的治疗

对于下颌骨发育过度的病例，常使用头帽矫治器抑制其过度生长。然而，此阶段儿童的颞下颌关节窝较平坦，佩戴该矫治器时容易引起颞下颌关节疾病。因此，使用该方法时必须十分谨慎。

对于上颌骨发育不足的病例，推荐使用前方牵引器。然而，这一方法的治疗效果尚需进一步的研究。同时，口外矫治器存在美观问题，有必要继续研发新型的矫治器。

乳牙列期骨性遗传性前牙反𬌗在乳牙列期通常无明显临床表现，如果能够判断早期干预可减轻恒牙列反𬌗程度，就应在生长发育期开始治疗。如前所述，对于治疗完成后可能会复发和使用矫治器可能会在一定程度上抑制发育等情况，要在治疗前向患儿及其监护人说明，使他们在完全知情的情况下开始治疗，这一点至关重要。

关于乳牙列期遗传性前牙反𬌗的治疗以及前述的乳牙列期咬合诱导时注意事项中的《重要遗传因素的调查》，请参考相关资料。

第 4 节
口腔不良习惯引起的乳牙错殆畸形的治疗

1. 口腔不良习惯随年龄增长而变化

很多学者报告，口腔不良习惯可对乳牙列期的咬合关系产生严重影响。我们以 1 岁6 个月、2 岁、3 岁、5 岁等年龄段接受口腔健康检查的 512 例儿童为研究对象，调查其口腔不良习惯的发病状况。结果如表 3.4 和图 3.19 所示，随着年龄增长，儿童的口腔不良习惯逐渐减少。

然而，分析各种口腔不良习惯的发病率，如表 3.4 和图 3.20 所示，吮指习惯、咬物习惯、安慰奶嘴等发病率随着年龄增长而逐渐减少，而夜磨牙、咬甲习惯却逐渐增加。在各种口腔不良习惯中，各年龄段发病率均较高的是吮指习惯，1 岁 6 个月儿童占30.7%，2 岁儿童占 25.8%，3 岁儿童占 18.9%，5 岁儿童占 10.0%。

表 3.4　随年龄增长口腔不良习惯的发病状况[3]　　　　　　　　　　　　　例（%）

年龄	1 岁 6 个月	2 岁	3 岁	5 岁
病例数	512	512	512	512
无口腔不良习惯	284（55.5%）	323（63.1%）	335（65.4%）	374（73.0%）
有口腔不良习惯	228（44.5%）	189（36.9%）	177（34.6%）	138（27.0%）
吮指习惯	157（30.7%）	132（25.8%）	97（18.9%）	51（10.0%）
吐舌习惯	7（1.4%）	5（1.0%）	4（0.8%）	3（0.6%）
咬物习惯	26（5.1%）	17（3.3%）	13（2.5%）	4（0.8%）
安慰奶嘴	8（1.6%）	4（0.8%）	1（0.2%）	1（0.2%）
夜磨牙	71（1.4%）	10（2.0%）	18（3.5%）	34（6.6%）
咬甲习惯	1（0.2%）	71（1.4%）	19（3.7%）	22（4.3%）
咬唇习惯	10（2.0%）	71（1.4%）	10（2.0%）	9（1.8%）
口呼吸	0	0	3（0.6%）	2（0.4%）
多种不良习惯	71（1.4%）	4（0.8%）	8（1.6%）	71（1.4%）
其他	5（1.0%）	3（0.6%）	4（0.8%）	5（1.0%）

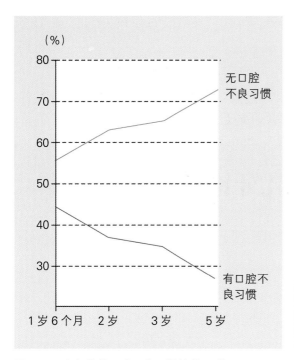

图 3.19　各年龄段口腔不良习惯的状况 [3]

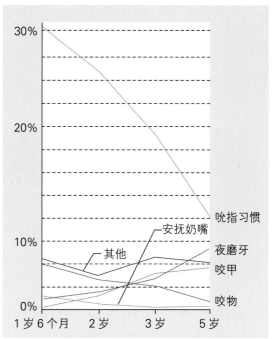

图 3.20　不同年龄段各种口腔不良习惯的发生情况 [3]

注：咬唇、口呼吸、舌习惯多种不良习惯并存的儿童，可能重复统计

　　已有资料证实，口腔不良习惯影响咬合状态。Brandhorst（1932）对引起牙列及面部畸形的病因调查[13]表明，所有病因中，各种口腔不良习惯占25%，口腔不良习惯合并乳恒牙早失占12%，口腔不良习惯合并乳牙滞留占3%，总计占40%。我们的调查 [3]也表明，约40%的乳牙列期错𬌗畸形是由口腔不良习惯引起的。

　　然而，口腔不良习惯不一定是造成所有错𬌗畸形的病因。部分无口腔不良习惯的患儿也会发生错𬌗畸形，因此，也要考虑遗传及功能性等因素。

2. 与口腔不良习惯相关的错𬌗畸形

　　我们调查口腔不良习惯与错𬌗畸形之间的关系[3]，结果如下：

　　（1）有口腔不良习惯的儿童，上颌前突和开𬌗的发病率较高。

　　（2）有口腔不良习惯的儿童，深覆𬌗和前牙反𬌗的发病率较低。

　　（3）各年龄段有吮指习惯的儿童，开𬌗及上颌前突的发病率非常高，且各年龄段大部分均有错𬌗畸形，正常咬合的比例较低。

　　（4）有吮指习惯的儿童，几乎不存在前牙反𬌗和深覆𬌗。

3. 吮指习惯与错𬌗畸形的关系

　　在日本，各种口腔不良习惯中以吮指习惯的发病率最高。因这一习惯与错𬌗畸形的发生密切相关，下面将详细描述。

　　在我们前文提到的接受4次口腔健康检查的512例儿童中，将有或曾有吮指习惯史的131例儿童与没有口腔不良习惯的192例儿童相比，可得出以下结论[14]：

①自 1 岁 6 个月至 5 岁，有吮指习惯的 42 例儿童的咬合状态如表 3.5 和图 3.21 所示，以上颌前突和开𬌗占多数。

②自 1 岁 6 个月至 5 岁，无口腔不良习惯的儿童，与有吮指习惯的儿童相比，如表 3.6 和图 3.22 所示上颌前突和开𬌗的发病率较低，正常咬合的比例随着年龄增长而增加。由此可见，上颌前突和开𬌗的发生与吮指习惯密切相关。

③自 1 岁 6 个月至 5 岁，有吮指习惯的儿童深覆𬌗和反𬌗的发病率较低（表 3.5）。另一方面，自 1 岁 6 个月至 5 岁，无口腔不良习惯的儿童深覆𬌗和反𬌗的发病率较高（表 3.6）。

表 3.5　1 岁 6 个月至 5 岁中 42 例有吮指习惯儿童的咬合状态[14]　　　　　　　　　　例 (%)

咬合状态		年　龄			
		1 岁 6 个月	2 岁	3 岁	5 岁
正常咬合		18 (42.9%)	10 (23.8%)	9 (21.4%)	14 (33.3%)
错𬌗畸形		24 (57.1%)	32 (76.2%)	33 (78.6%)	28 (66.7%)
错𬌗畸形的种类	上颌前突	5 (11.9%)	7 (16.7%)	12 (28.6%)	7 (16.7%)
	开𬌗	7 (16.7%)	21 (50.0%)	17 (40.5%)	13 (31.0%)
	后牙反𬌗	1 (2.4%)	1 (2.4%)	2 (4.8%)	2 (4.8%)
	深覆𬌗	2 (4.8%)	0	0	2 (4.8%)
	前牙反𬌗	1 (2.4%)	0	0	0
	对刃𬌗	6 (14.3%)	1 (2.4%)	0	3 (7.1%)
	牙列拥挤	2 (4.8%)	2 (4.8%)	1 (2.4%)	0
	多重畸形 *	0	0	1 (2.4%)	1 (2.4%)

* 同一患儿有多种咬合畸形时重复统计

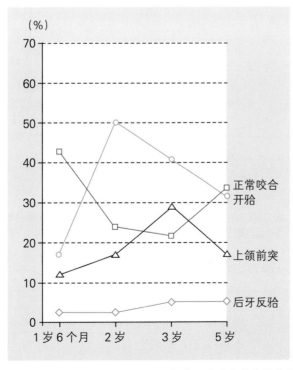

图 3.21　1 岁 6 个月~5 岁有吮指习惯的儿童咬合状态的变化[14]

表 3.6　1 岁 6 个月~5 岁中 192 例无口腔不良习惯儿童的咬合状态[14]　　　　　　　　　　　例（%）

咬合状态		年　龄			
		1 岁 6 个月	2 岁	3 岁	5 岁
正常咬合		92（74.9%）	103（53.6%）	116（60.4%）	123（64.1%）
错𬌗畸形		100（52.1%）	89（46.4%）	76（39.6%）	69（35.9%）
错𬌗畸形的种类	上颌前突	4（2.1%）	6（3.1%）	12（6.3%）	4（2.1%）
	开𬌗	0	1（0.5%）	1（0.5%）	4（2.1%）
	后牙反𬌗	4（2.1%）	2（1.0%）	4（2.1%）	9（4.7%）
	深覆𬌗	37（19.3%）	30（15.6%）	18（9.4%）	13（6.8%）
	前牙反𬌗	37（19.3%）	32（16.7%）	26（13.5%）	16（8.3%）
	对刃𬌗	14（7.3%）	13（6.8%）	12（6.3%）	19（9.9%）
	牙列拥挤	2（1.0%）	3（1.6%）	2（1.0%）	3（1.6%）
	多重畸形*	2（1.0%）	2（1.0%）	1（0.5%）	1（0.5%）

* 同一患儿有多种咬合畸形时重复统计

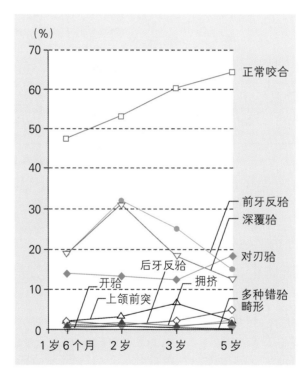

图 3.22　1 岁 6 个月至 5 岁无口腔不良习惯儿童咬合状态的改变[14]

④以往调查所得，吮指习惯是造成后牙反𬌗的原因。自 1 岁 6 个月至 5 岁有吮指习惯的儿童，如表 3.5 和图 3.21 所示，其后牙反𬌗的发病率低于开𬌗和上颌前突，其发病率和没有口腔不良习惯的儿童相近（表 3.6、图 3.22）。由此可见，吮指习惯与后牙反𬌗、开𬌗以及上颌前突的相关性还有待进一步研究。

4. 治疗吮指习惯的时机

吮指习惯在日本幼儿中很常见，常会引起上颌前突和开殆等错殆畸形。因此，及时破除该不良习惯需要各方面的共同努力。

然而，触碰新生儿口唇和口角附近的面颊部就会产生反射性吸吮动作。这种反射在手指进入口内触及舌头时会更加强烈。这种生理性的吸引反射或吸吮反射约在出生一年后消失。至于出生一年后的吮指动作是否属于生理现象还需进一步研究。有研究表明胎儿在母亲子宫中就有吮指动作。

吮指习惯是指在断乳后仍然保留的习惯性吸吮反射，可能与心理因素有关。这些心理因素包括亲子关系、生活环境、心理需求得不到满足以及性自慰等。

吮指习惯的治疗方法包括说教法和使用破除吮指习惯的矫治器等。

心理因素引起的吮指习惯可采用说教法。一方面，指导家长去除可能导致儿童产生吮指习惯的心理因素；另一方面，对儿童阐述吮指习惯的危害，指导其自行改正不良习惯。然而，说教法能否取得成功与儿童的语言程度密切相关。

儿童随着年龄增长掌握的词汇数如表 3.7 所示[15]。久保对 1 岁 6 个月时儿童掌握的词汇量未做调查，但 Smith（史密斯）和久保调查的 2 岁以上儿童掌握的词汇量基本相同。以 Smith 的调查结果作为参考，1 岁 6 个月的儿童仅掌握 22 个词汇，采用说教法难以成功。

在对 1 岁 6 个月的儿童进行健康检查中发现指导家长对帮助破除吮指习惯很有意义，但由于无法在此阶段破除患儿的吮指习惯，令家长感到十分焦急。这个时期，即使是口腔医师和护士的孩子，采用说教法破除吮指习惯也比较困难。因为 1 岁 6 个月时的吮指习惯，还是其生理性延续线上的一种动作。

表 3.7 所示儿童在 3 岁时词汇量急剧增加，已经有可能理解破除吮指习惯的必要性。当然，因存在个体差异，部分患儿在 2 岁半时就可以接受有效的指导。

此外，建议在 3 岁时进行破除吮指习惯指导的理由还有以下依据。

如表 3.8 和图 3.23 所示，3 岁时终止吮指习惯的儿童与 1 岁 6 个月~5 岁无吮指习惯的儿童相比，其上颌前突与开殆的发病率相近，正常咬合的增加比例也相同[14]。

表 3.7　词汇量的增长 [15]

年龄	词汇量	
	M.E.Smith	久保良英
1 岁	3	—
1 岁 6 个月	22	—
2 岁	272	295
2 岁 6 个月	446	—
3 岁	896	886
3 岁 6 个月	1222	1213
4 岁	1540	1671
4 岁 6 个月	1870	—
5 岁	2072	2050
5 岁 6 个月	2289	—
6 岁	2562	2289

表 3.8　33 例 3 岁时终止吮指习惯儿童的咬合状态[14]　　　　　　　　　　例 (%)

咬合状态	年　龄			
	1 岁 6 个月	2 岁	3 岁	5 岁
正常咬合	15 (45.5%)	10 (30.3%)	13 (39.4%)	23 (69.7%)
错𬌗畸形	18 (54.5%)	23 (69.7%)	20 (60.6%)	10 (30.3%)
错𬌗畸形的种类　上颌前突	5 (15.2%)	10 (30.3%)	8 (24.2%)	1 (3.0%)
开𬌗	8 (24.2%)	8 (27.3%)	8 (24.2%)	1 (3.0%)
后牙反𬌗	0	0	2 (6.1%)	3 (9.1%)
深覆𬌗	1 (3.0%)	2 (6.1%)	0	3 (9.1%)
对刃𬌗	2 (6.1%)	0	0	0
切端咬合	1 (3.0%)	0	0	1 (3.0%)
牙列拥挤	2 (1.0%)	1 (3.0%)	0	0
多重畸形 *	1 (3.0%)	1 (3.0%)	2 (6.1%)	1 (3.0%)

* 同一患儿有多种咬合畸形时重复统计

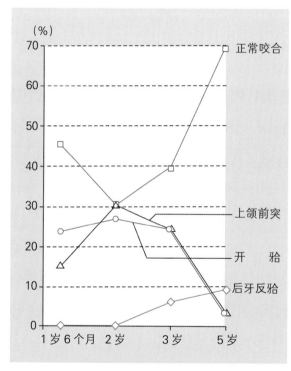

图 3.23　3 岁时终止吮指习惯儿童咬合状态的改变 [14]

5. 吮指习惯是否可以预防前牙反𬌗和深覆𬌗

　　对于吮指习惯是否可以预防前牙反𬌗和深覆𬌗，今后还需进一步探讨。如表 3.6 所示，无吮指习惯的儿童，其深覆𬌗和前牙反𬌗的发病率高于其他类型的错𬌗畸形。如表 3.5 所示，在整个发育期均有吮指习惯的儿童很少发生这两种错𬌗畸形。更有趣的是，如表 3.8 所示，3 岁时有吮指习惯，其后破除吮指习惯的儿童，深覆𬌗和前牙反𬌗的发病率也极低。

　　该事实是否具有临床意义，还需进一步调查讨论。笔者期待，患儿 3 岁时破除吮指习惯后，上颌前突和开𬌗可自愈，并有效地预防深覆𬌗和前牙反𬌗的发生。

　　如图 3.24-A 所示，患儿，男，2 岁 10 个月，口腔正面观，诊断为吮指习惯伴深覆𬌗，较少见。然而，图 3.24-B 所示，模型的侧面观观察，患儿覆盖大，上颌前突。如图 3.24-C 所示，患儿上颌牙弓、切牙区，尤其是两乳中切牙唇侧倾斜。图 3.24-D 示下颌牙弓乳前牙略向舌侧倾斜，引起牙弓非对称性变形。此患儿的吮指习惯未及时破除，持续至混合牙列前期。

　　图 3.24-E 所示，患儿 5 岁 11 个月时的正面观，覆盖稍有改善，但仍呈深覆𬌗状态，罕见地保留了吮指习惯。侧面观（图 3.24-F）可见覆盖大，诊断为上颌前突，下颌后退，末端平面呈远中型。上颌牙弓略改善（图 3.24-G），但上颌前牙仍唇侧倾斜。下颌牙弓（图 3.24-H）乳中切牙被恒中切牙替换，呈混合牙列。

　　若吮指习惯在混合牙列期仍然持续，由于下颌前牙舌侧倾斜造成萌出间隙不足，将可能导致牙列拥挤。而上颌牙弓中，由于两中切牙唇侧倾斜，其远中侧切牙失去支撑，腭侧异位萌出的危险性较高。

　　此外，吮指习惯导致的开𬌗长期持续，即使破除吮指习惯，仍有可能出现其他口腔不良习惯如吐舌习惯等，由于开𬌗无法自愈，吮指习惯最迟应在乳牙列中期破除。

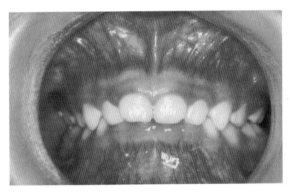

A. 吮指习惯致上颌前突伴深覆𬌗（2 岁 10 个月）

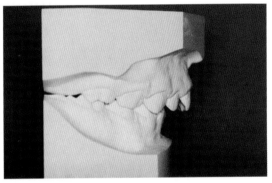

B. 侧面观，患儿覆盖大，末端平面呈远中型

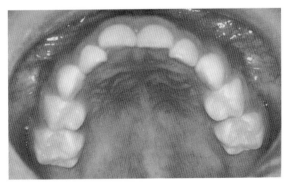

C. 上颌牙弓，乳中切牙明显唇侧倾斜

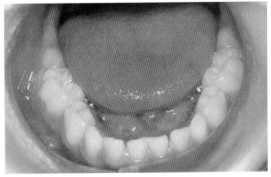

D. 下颌牙弓，乳前牙略舌侧倾斜，引起牙弓非对称性变形

图 3.24　吮指习惯持续的病例（提供者：青木志乃ぶ）

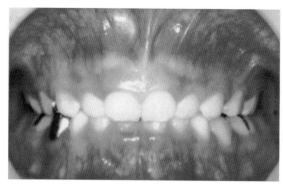

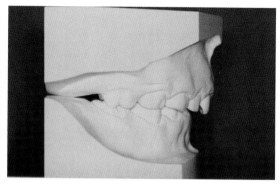

E. 吮指习惯一直持续 3 年 1 个月（5 岁 11 个月）　　F. 上颌前突得以改善，末端平面呈远中型

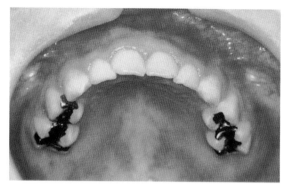

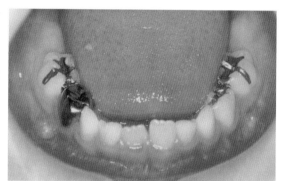

G. 上颌牙弓略改善，前牙唇侧倾斜　　　　　　　H. 下颌牙弓，下颌恒中切牙萌出，呈混合牙列

图 3.24（续）

6. 采用说教法破除吮指习惯

查找患儿吮指习惯的原因，家长对患儿说明道理，引导患儿自行破除吮指习惯是最理想的。然而，说教法的实施未必容易。

寻找适合患儿自身的说教方法，需要口腔医生共同收集病例，进行研究，得出结论，毕竟一位医生对病例的收集能力有限。

图 3.25-A 所示，患儿，女，4 岁 1 个月，吮指习惯致开𬌗状态。图 3.25-B 所示，经过教育，患儿 6 岁 4 个月时吮指习惯破除，开𬌗自愈。

这个年龄阶段的儿童也开始关注美观，笔者说教法的法宝之一就是"长大后会像女巫"，该说法对于女患儿特别有效。今后可以收集并探讨出更具体的、更有效的说教方法。

7. 采用矫治器破除吮指习惯

对于说教法难以取得良好效果的儿童，不应即刻采取矫治器治疗。随着年龄增长，在年龄稍大时再采用说教法或许可以成功。仍不奏效时，则需采用矫治器破除不良习惯。

图 3.26-A 所示，3 岁 1 个月患儿（女），因吮指习惯导致上颌前突，拇指有明显的吸吮痕迹（图 3.26-B）。本病例采用说教法难以破除吮指习惯，随后改用活动矫治器破除不

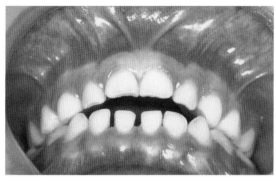
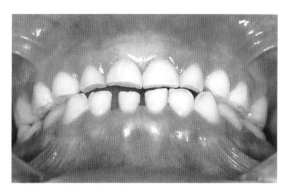

A. 吮指习惯导致开𬌗（患儿，女，4 岁 1 个月）　　　B. 破除吮指习惯后开𬌗自愈（6 岁 4 个月）

图 3.25　说教法破除吮指习惯治愈开𬌗的病例（提供者：田中丸治宜）

良习惯（图 3.26-C）。然而，患儿常不佩戴，治疗效果不佳。因此，在患儿 4 岁 9 个月时采用固定矫治器破除不良习惯（图 3.26-D），治疗效果显著，在患儿 4 岁 11 个月时吮指习惯破除，拇指吸吮痕迹消失（图 3.26-E），上颌前突治愈（图 3.26-F）。一般情况下，活动矫治器破除不良习惯矫治效果不如固定矫治器。

　　破除不良习惯的矫治器也包括指套矫治器（图 3.27-A、B），该矫治器可与其他各种矫治器共用。

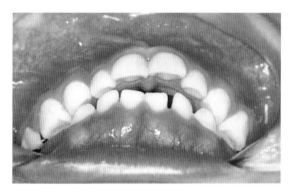
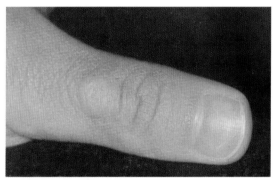

A. 吮指习惯导致上颌前突（患儿，女，3 岁 1 个月）　　B. 拇指有明显的吸吮痕迹

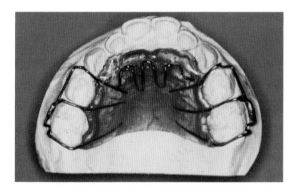
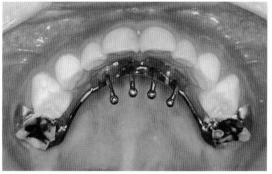

C. 活动矫治器破除吮指习惯失败　　　　　　　　　D. 改用固定矫治器破除吮指习惯（4 岁 9 个月）

图 3.26　矫治器破除吮指习惯治疗上颌前突的病例（提供者：中川さとみ）

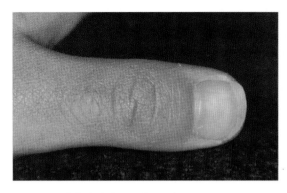

E. 拇指吸吮痕迹消失（4 岁 11 个月）

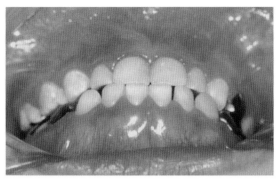

F. 破除吮指习惯，上颌前突治愈（4 岁 11 个月）

图 3.26 （续）

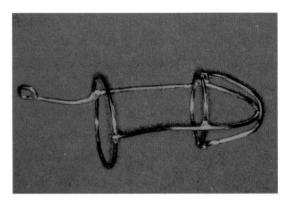

A. 一种破除吮指习惯的矫治器

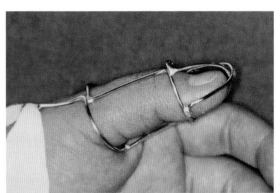

B. 指套矫治器戴在手指上

图 3.27　指套矫治器破除吮指习惯（提供者：佐牟田和康）

参考文献

［1］平嶺小百合，隅田みゆき，米津卓郎，中川さとみ，町田幸雄. 1 歳 6 ヵ月から 3 歳にいたる小児の咬合状態の推移に関する累年的調査. 歯科学報, 1996, 96：837-843.

［2］隅田みゆき，外木徳子，米津卓郎，西條崇子，町田幸雄. 3 歳から 5 歳にいたる小児の咬合状態の推移について. 歯科学報, 1996, 96：951-955.

［3］西篠崇子，米津卓郎，町田幸雄. 1 歳 6 ヵ月から 5 歳にいたる小児の口腔習癖の推移と咬合状態との関連性について. 歯科学報, 1998, 98：137-149.

［4］Kutin G, Hawes R R. Posterior crossbite deciduous and mixed dentition. Am J Orthod, 1971, 56: 343-349.

［5］Schrode U, Schroder I. Early treatment of unilateral posterior crossbite in children with bilateral contracted maxillae. Eur J Orthod, 1984, 6: 65-69.

［6］Kisling E.乳歯列における咬頭干渉とその治療、小児の歯科治療（吉田定宏編著）.東京：クインテッセンス出版, 1980: 9-22.

［7］根津文雄.乳歯弓における反対咬合が自然治癒をなせし 2 例. 日矯歯誌, 1939, 8：60-63.

［8］浜島誠一郎，渡辺　修，伊藤和明，居波　徹，宮原　熙，飯塚哲夫.乳歯反対咬合の形態的研究——その 5　乳歯列期中に前歯被蓋が自然治癒した症例について（完）. 日矯歯誌, 1978, 37：92.

［9］宮原熙.乳歯反対咬合の形態的研究. 日矯歯誌, 1984, 43（1）：1-15.

［10］田中丸治宜，町田幸雄.乳歯列期の診査、診断と治療方針、咬合誘導の基礎と臨床（町田幸雄ほか

編).東京：デンタルダイヤモンド社，1988: 158-167.

［11］黄麗俐. 乳前歯臨床的歯冠形態の変化に関する累年的研究. 歯科学報, 1986, 86：217-247.

［12］外木徳子. 同一小児における乳前歯の解剖学的歯冠、臨床的歯冠および歯齦の歯冠被覆量の変化に関する累年的研究. 歯科学報, 1991, 91：1429-1491.

［13］Brandhorst O W. Promoting normal development by maintaining the function of the deciduous teeth. J A D, 1932, 19: 1196-1203.

［14］米津卓郎，町田幸雄. 吸指癖が乳歯列咬合に及ぼす影響に関する累年的研究. 小児歯誌, 1998, 36：93-100.

［15］鈴木昌樹，鈴木義之. 成長と発達//小林登.小児科学. 東京：医学書院, 1982: 61.

第4章
乳牙早失的影响及处置

- 乳牙早失对牙列及咬合的影响

- 牙早失后间隙不能自行恢复

- 牙早失的处置——"间隙保持"

- 侧方牙群的间隙保持可有效预防错殆畸形

- 间隙保持有利于乳牙拔除后牙槽骨正常发育

- 乳牙拔除后牙槽嵴持续吸收 4 个月，之后进入稳定期

- 恒牙萌出前 8 个月牙槽嵴出现膨隆

- 乳牙列期个别牙早失的间隙保持

- 长期使用全冠丝圈式间隙保持器

- 乳牙列期多数牙早失的间隙保持

- 侧方牙群即将萌出时的间隙保持——舌弓式间隙保持器

第1节
乳牙早失对牙列及咬合的影响

乳牙早失后，缺牙间隙的近远中向及垂直向关系均发生改变。

Brandhorst[1]认为，导致牙列和颌面部错𬌗畸形的原因中，乳牙早失占20%，恒牙早失占5%，牙早失并有口腔不良习惯占12%，合计约37%与牙早失相关。

观察乳牙列期上、下颌牙咬合关系时，根据第二乳磨牙远中平面关系，采用不同末端平面（terminal plane）类型表示。图4.1-A所示为牙缺失前末端平面为垂直型，当上颌第一乳磨牙早失后，上颌第二乳磨牙近中移位，如图4.1-B所示，末端平面关系变为远中型，未来恒牙列期咬合关系可能为安氏Ⅱ类。

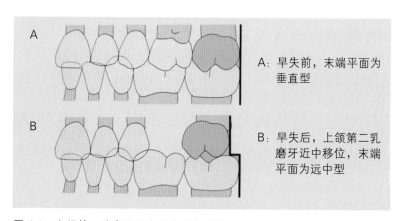

图4.1 上颌第一乳磨牙早失后末端平面的变化

对于牙近中移位造成咬合关系紊乱的病例，只要远中移动上颌乳磨牙，即可恢复正常的咬合关系。

在混合牙列期和恒牙列期，咬合关系一般根据上、下颌第一恒磨牙的关系确定。牙早失后，与乳牙列类似，也会出现咬合关系紊乱。

此外，咬合关系也可依据乳尖牙或恒尖牙的关系确定。牙早失可能出现咬合关系紊乱，甚至造成误诊，口腔医师在检查时要予以注意。

生长发育期出现咬合关系紊乱，除与牙早失有关外，还与颌面部生长发育相关，在这个时期正确判断咬合关系紊乱的原因较为困难。因此，对于牙早失要早期治疗。

　　图 4.2-A 显示上颌双侧第二乳磨牙早失后，第一恒磨牙近中移位，萌出位置与第一乳磨牙极其接近。图 4.2-B、C 显示该部位的 X 线片情况，两侧第二前磨牙几乎无萌出间隙。图 4.2-D 为该男子 27 岁时的上颌石膏模型，右侧第二前磨牙因萌出间隙完全丧失，从腭侧萌出；左侧第二前磨牙埋伏阻生，伴左侧第二恒磨牙颊侧移位，其原因不明。

　　有学者[2]认为，牙量和骨量协调的病例，即使乳牙早失造成缺牙间隙一过性缩小，继承恒牙仍可以获得足够的间隙从正常位置萌出。图 4.3-A 的病例显示右侧第二乳磨牙早失导致第二前磨牙萌出间隙丧失，以致其无法于正常位置萌出。而对应的左侧第二乳磨

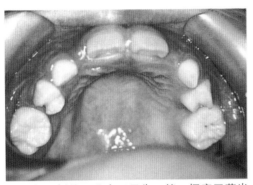

A. 上颌双侧第二乳磨牙早失，第一恒磨牙萌出时几乎与第一乳磨牙接触（7 岁 0 个月）

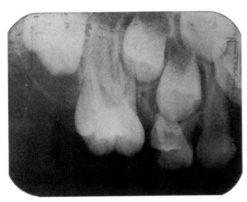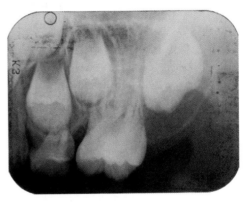

B、C. 双侧 X 线片。双侧第一恒磨牙近中移位，与第一乳磨牙接触，第二前磨牙无萌出间隙

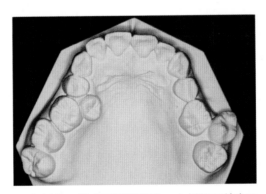

D. 右侧第二前磨牙腭侧萌出，左侧第二前磨牙埋伏阻生（27 岁 0 个月）

图 4.2　上颌双侧第二乳磨牙早失，第二前磨牙无法正常萌出的病例

牙未出现早失，故左侧第二前磨牙得以从正常位置萌出。X 线片显示：右侧第二前磨牙处于第一恒磨牙与第一前磨牙之间，呈埋伏阻生状态（图 4.3-B）；而左侧第二前磨牙已从正常位置萌出（图 4.3-C）。

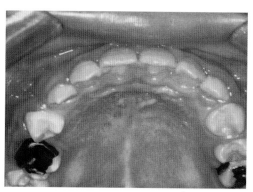

A. 乳牙早失致右侧上颌第二前磨牙埋伏阻生，而乳牙存在的左侧第二前磨牙在正常位置萌出（11 岁 0 个月）

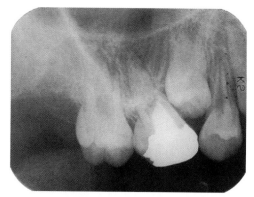 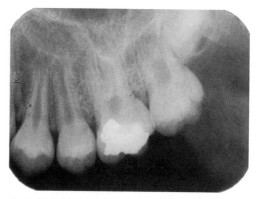

B. 上颌右侧磨牙区 X 线片：第二乳磨牙早失，第一恒磨牙近中移位，第二前磨牙埋伏阻生

C. 上颌左侧磨牙区 X 线片：第二乳磨牙至替换时仍然存在，第二前磨牙从正常位置萌出

图 4.3　右侧上颌第二乳磨牙早失，继承恒牙即第二前磨牙发生埋伏阻生，左侧第二前磨牙于正常位置萌出

　　如上所述，同一儿童两侧的继承恒牙，由于乳牙早失与否出现了不同的萌出状态，这是乳牙早失对继承恒牙萌出产生影响的典型病例。

　　图 4.4 为下颌右侧第二乳磨牙早失的病例，虽然近远中向间隙减小不明显，但第二前磨牙仍从舌侧倾斜萌出；左侧未出现第二乳磨牙早失，则第二前磨牙从正常位置萌出。

　　虽然乳牙早失后间隙的变化会因情况不同而存在差异，但多数报告显示间隙均会出现狭窄甚至消失[3-4]。

　　当多数牙早失时，需要考虑对颌牙的伸长。除某些特殊部位外，咬合关系多为 1 个牙对 2 个牙，因此，单个牙早失造成对颌牙伸长而影响咬合，临床并不多见。

　　但当上颌第二乳磨牙咬合关系为单个牙相对时，单个牙早失会造成对颌牙伸长，如下颌第二乳磨牙发生早失，则可能出现上颌第二乳磨牙伸长，咬合关系紊乱的情况（图 4.5-A、B）。

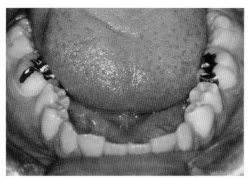

图 4.4　下颌右侧第二乳磨牙早失导致第二前磨牙
舌侧萌出（13 岁 10 个月）。（提供者：龟井正仁）

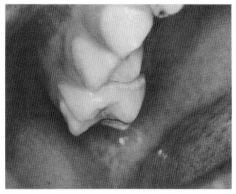

A. 上颌第二乳磨牙伸长，其近中面位于第一
乳磨牙咬合面的下方

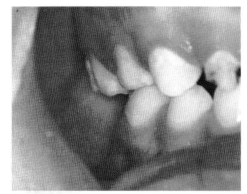

B. 咬合状态时可观察到上颌第二乳磨牙𬌗面位
于合平面下方

图 4.5　下颌第二乳磨牙早失导致上颌第二乳磨牙伸长　（提供者：田口胜俊）

我们的研究[5]也显示，在 1 个牙对 1 个牙的咬合关系中，单个牙早失可能导致对颌牙伸长，这种病例需特别注意。

图 4.6 为下颌第一乳磨牙早失后，上颌第一乳磨牙伸长的病例。图 4.6-A 为拔牙时和拔牙后 16 个月的叠影图，明显可见上颌第一乳磨牙伸长。图 4.6-B 为拔牙前和拔牙后 16 个月的横断面模型重叠图。拔牙后，上颌第一乳磨牙伸长。这种现象在单个牙相对的咬合关系中多见，故对于此种病例需密切观察。

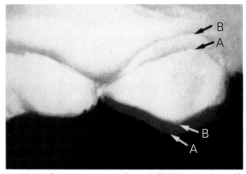

A. 拔牙前和拔牙后 16 个月的叠影图片（A：拔
牙后 16 个月，B：拔牙前）。可见上颌第二乳
磨牙的轮廓前后一致，而第一乳磨牙伸长

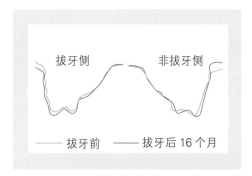

B. 拔牙前和拔牙后 16 个月模型横断面重叠
图，显示拔牙侧对颌牙伸长

图 4.6　下颌第一乳磨牙早失导致上颌第一乳磨牙伸长病例[5]

第 2 节
乳牙早失的处置——"间隙保持"

间隙保持是为了防止缺牙间隙在近远中向和垂直向上出现狭窄、闭锁而采取的措施，是预防错殆畸形的有效方法。及时使用间隙保持器可防止由于缺牙间隙缩小导致的错殆畸形，而对于由其他原因造成的错殆畸形则无效果，即不属于积极的咬合诱导。尤其对于侧方牙群，间隙保持可以最大程度的预防错殆畸形的发生。

1. 间隙保持器的种类

欧美国家将间隙保持器分为固定型、半固定型及活动型三大类，这种分类方法已经普遍使用，日本也有自己的分类方法[6]。但是有些内容却错误地传至日本，在过去30余年中被许多教科书使用，笔者曾多次指出却没有得到订正，令人遗憾。现在日本儿童口腔医学学会仍在使用不包括半固定式间隙保持器的分类方法。齿科技工士国家考试中相关内容的命题也存在同样的错误，这令人十分遗憾[7]。

三类间隙保持器的定义如表 4.1 所示。

表 4.1　三类间隙保持器的定义

分类	定义
固定型间隙保持器 (Fixed Space maintainer)	间隙保持器固定在基牙上，不可摘下
半固定型间隙保持器 (Semi-fixed Space maintainer)	在基牙上的装置是固定的，为了调节及清洁，部分装置可由医生摘下
活动型间隙保持器 (Removable Space maintainer)	患者可自由摘下

这三类间隙保持器的附属装置，如表 4.2 所示。固定型间隙保持器一端为基牙，另一端为游离端则属于游离端型固定型间隙保持器；双侧存在基牙则属于双侧型固定型间隙保持器。有人错误地认为游离端型固定型间隙保持器属于半固定型间隙保持器，但笔者认为双侧固定型间隙保持器和半固定型间隙保持器均应称为固定型间隙保持器。

表 4.2　三类间隙保持器的附属装置

(1) 固定型间隙保持器	游离端型 a. 全冠丝圈式间隙保持器 b. 铸冠导板式间隙保持器 c. 嵌体导板式间隙保持器 d. 带环丝圈式间隙保持器 e. 导板式间隙保持器 双侧型 a. 舌弓式间隙保持器 b. 腭弓式间隙保持器 c. 可摘固定桥式间隙保持器
(2) 半固定型间隙保持器	与基牙相连接的可以是半圆管、弓丝和 ST 锁装置 a. 舌弓式间隙保持器 b. 腭弓式间隙保持器
(3) 活动型间隙保持器	可摘式间隙保持器

Holloway 等在所著的《Child Dental Health》一书中提出的固定型间隙保持器（图 4.7）[8]，与笔者的分类（表 4.2）基本相同。Snawder 所著的《Handbook of Clinical Pedodontics》中提出的固定型与半固定型舌弓式间隙保持器的不同之处（图 4.8）[9]，基本与笔者的解释（表 4.1、表 4.2）相同。

目前双侧固定型间隙保持器中的可摘固定桥式间隙保持器几乎已不被使用。

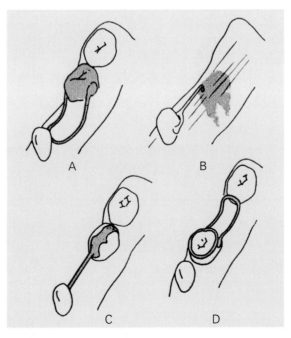

图 4.7　Holloway 等所著的《Child Dental Health》中提出的固定型间隙保持器[8]
A. 不锈钢预成冠及丝圈；B. 铸冠导板式间隙保持器引导第一恒磨牙萌出；
C. 金嵌体和导板；D. 不锈钢带环和丝圈

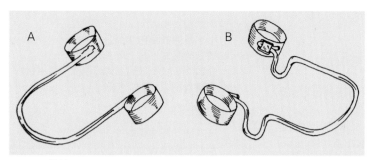

图 4.8　Snawer 所著的《Handbook of Clinical Pedodontics》中提出固定型及半固定型舌弓式间隙保持器[9]
A. 固定式 B. 半固定式（详细构造请参见原文）

2. 间隙保持器的选择标准和应用时期

选择间隙保持器时需要考虑多个方面，包括早失牙数目、基牙状态（有无龋损等）、缺隙两侧有无牙、儿童及家长的配合程度、美观要求、咀嚼功能恢复的必要性以及继承恒牙的发育状态等。

笔者完全抛开教科书，以自身在基础研究和临床实践中所提出的方法及注意事项进行阐述。

对于单个乳磨牙早失两侧邻牙存在的病例，可摘式间隙保持器的效果不佳，采用游离端型的固定型间隙保持器效果较好。可摘式间隙保持器在恢复咀嚼及美观功能和保持垂直间隙时使用较好。

对于多数乳磨牙早失，继承恒牙 1 年内萌出的病例，由于缺牙部位形态变化较显著，可摘式间隙保持器需要根据牙槽骨的改变多次调磨，因此可根据具体情况采用以两侧第一磨牙为基牙的舌弓式间隙保持器、腭弓式间隙保持器，以省去佩戴可摘式间隙保持器时的调磨等临床操作。

此外，对于侧方牙群萌出顺序错误和萌出延迟的病例，确定采用调磨法和序列拔牙法治疗时，可使用舌弓式间隙保持器或腭弓式间隙保持器维持牙列周长。

部分口腔科医生把一月内间隙的减少量、颜面形态以及第一恒磨牙的发育状态等作为是否使用间隙保持器的判定标准，笔者认为不够确切。

在临床中的确存在牙早失后缺牙间隙无缩窄的病例。但是这种病例很少，并且在治疗前最好确定清楚。笔者认为继承恒牙即将萌出的病例也应尽早佩戴间隙保持器。对于需要拔牙的病例应尽可能在拔牙前制作间隙保持器，以便在拔牙当天立即佩戴。

表 3 显示上颌剩余间隙约为 1 mm，下颌约为 3 mm，这主要是由于第二乳磨牙与第二前磨牙近远中径之差造成的。而尖牙和第一前磨牙先于第二前磨牙萌出，并且尖牙和第一前磨牙近远中径只比乳尖牙和第一乳磨牙近远中径略大。因此，即便是轻微的缺牙间隙狭窄也可能导致错𬌗畸形。

表 4.3　Leeway space 剩余间隙

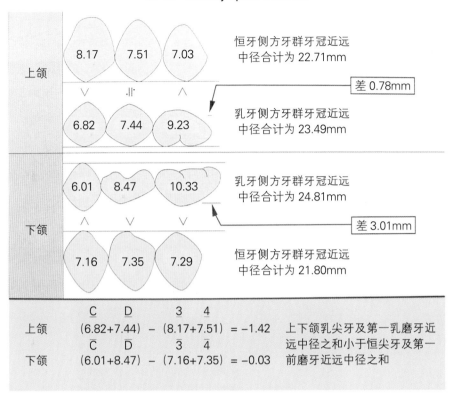

	C	D	3	4	
上颌	(6.82+7.44)		− (8.17+7.51)	= −1.42	上下颌乳尖牙及第一乳磨牙近
下颌	(6.01+8.47)		− (7.16+7.35)	= −0.03	远中径之和小于恒尖牙及第一前磨牙近远中径之和

笔者指导的杉浦[10]在学位论文中指出，无乳牙早失时，上下颌第一、第二前磨牙和第一恒磨牙很少拥挤。该部位与恒前牙发生拥挤基本无关联。前牙与后牙分别有各自的萌出空间。

3. 佩戴间隙保持器的注意事项

在佩戴间隙保持器前、中、后期的过程中，患儿、家长及医生分别都有相应的注意事项[11-12]，笔者在此只列举临床中需要特别注意的地方。

（1）详细说明间隙保持的目的

笔者开始从事儿童口腔临床工作时，曾向患儿家长解释使用全冠丝圈式间隙保持器保持第一乳磨牙间隙的目的："为了使牙排列不要向不好的方向发展"。几年后恒前牙萌出，前牙区域出现拥挤。家长说："医生说谎了。"这是因为间隙保持器只是为了防止早失牙间隙在近远中向和垂直向出现狭窄或闭锁。因此，侧方牙群的间隙保持与前牙区是否出现拥挤无很大关联。但因没有对患儿家长进行足够的术前解释，失去了患儿家长的信任，笔者也曾有过这方面的经历。因此，耐心、细致地向患儿和家长说明间隙保持的目的非常重要。

（2）强调定期复查的重要性

间隙保持器无论是开始佩戴还是定期复查都非常重要。不能如期来医院复查的患儿不建议佩戴，这一点要在治疗前向患儿及其家长说明。

对于医务人员而言，还需要向患儿及其家长说明：与成人修复体不同，即使不再消耗材料，定期复查时也应收取适当的诊疗费等。

笔者还要强调口腔科医师不是单纯地出售材料，与律师类似，口腔科医师是利用专业知识来获取诊疗报酬。律师也需要具有专门的知识以获取相应的报酬。曾有人向一位美国口腔科医师提问"为何不使用银嵌体"，这位医师答道："我们不是在兜售金或银，对于嵌体制作技术本身而言，金和银本质上是相同的，因此我们不使用银嵌体。"笔者非常赞同这位口腔科医师的观点。

(3) 牙萌出后尽快来院

一旦缺隙部位的恒牙萌出，不必等到复诊日，应立即来院检查。如果接近萌出，医师应当指导患儿家长随时观察患儿口腔内情况。图4.9为佩戴嵌体导板式间隙保持器后，早失牙的继承恒牙从口腔内萌出的病例。如果继续佩戴原间隙保持器，则可能阻碍继承恒牙的萌出。

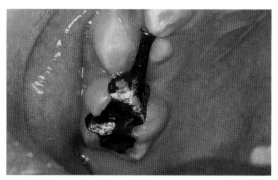

图4.9　间隙保持部位恒牙萌出的病例。需切断导板

第3节

间隙保持有利于乳牙拔除后牙槽骨的发育

　　虽然间隙保持对于乳牙早失后牙槽骨形态变化及生长发育非常有意义。但是，目前还无关于这方面的研究。

　　笔者指导的细矢[13]、米津[14]、须田[15]等医生分别就易发生乳牙早失的上下颌乳磨牙区及上颌乳切牙区牙槽嵴形态变化及生长发育进行了研究，他们观察牙槽嵴宽度和牙槽嵴最高点的变化。牙槽嵴宽度是以近牙颈部平面为基准，分别向前庭沟底每间隔 2 mm 测量的距离。测量结果如下：

1. 下颌乳磨牙区的变化

　　下颌第一乳磨牙拔除后约 1 月内，牙槽嵴先发生快速吸收，而后吸收速度变缓，4个月后逐渐稳定，但仍有极少量的吸收。牙槽嵴颊舌侧均吸收，近牙槽嵴顶颊舌侧减少约 2 mm，牙槽嵴顶至前庭沟底的中央部颊舌侧均减少约 1 mm，吸收量颊侧略大于舌侧。前庭沟底部几乎无变化。继承恒牙萌出前约 8 个月，牙槽嵴颊舌侧出现急速膨隆，颊侧相对较大。继承恒牙萌出时，牙槽嵴宽度较拔牙前略大或基本相同。

　　下颌第一乳磨牙拔除后，牙槽嵴最高点急剧降低，比下颌乳尖牙舌侧牙颈部最低点与第二乳磨牙牙颈部最低点的连线位置下降约 0.6 mm，之后基本无变化。继承恒牙即将萌出时，牙槽嵴高度缓慢增加。牙槽嵴最高点的颊舌向变化：拔牙后 2 周内最高点急速向舌侧移动，之后向颊侧移动，接近颊舌向中央部后一般不再发生变化。继承恒牙临近萌出时，最高点则从中央部向颊侧移动。第一前磨牙萌出前，该区牙槽嵴最高点位于假想牙槽嵴顶连线颊侧约 1 mm，乳尖牙与第二乳磨牙舌侧牙颈部最低点连线上方约0.6 mm。

　　图 4.10–A 为下颌第一乳磨牙拔除前和拔除后 4 个月牙槽嵴纵切面重叠图。拔牙后 4个月时，颊舌侧牙槽嵴吸收明显；4 个月之后，颊舌侧牙槽嵴仅有少量吸收，基本呈稳定状态。图 4.10–B 与图 4.10–A 为同一患儿牙拔除 4 个月后与继承恒牙临近萌出时（牙拔除 2 年后）的重叠图，颊舌侧牙槽嵴宽度基本与拔除前相同。

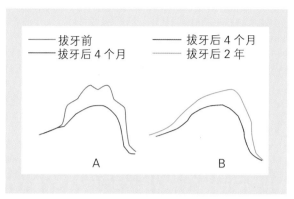

图 4.10　下颌第一乳磨牙拔除后牙槽嵴形态变化与生长发育重叠图[13]

图 4.11 显示下颌第一乳磨牙拔除后牙槽嵴的形态改变。图 4.11-A 为牙拔除 3 d 后拔牙创未完全愈合，牙槽嵴颊舌向宽度与拔除前相比几乎无变化。图 4.11-B 为牙拔除后 2 周，拔牙创仍未完全愈合，牙槽嵴颊舌侧开始吸收。图 4.11-C 为牙拔除后 54 d，颊舌侧牙槽嵴明显吸收，向前庭沟底处移行。

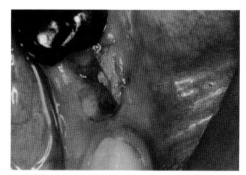
A. 拔除后 3 d，拔牙创未愈合，牙槽嵴宽度几乎无变化

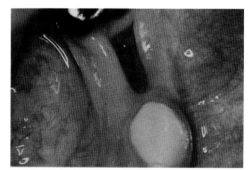
B. 拔除后 2 周，拔牙创仍未愈合，颊舌侧牙槽嵴略有吸收

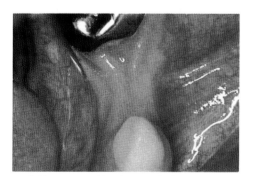
C. 拔除后 54 d，拔牙创完全愈合，颊舌侧牙槽嵴显著吸收

图 4.11　下颌第一乳磨牙拔除后牙槽嵴的形态变化（提供者：佐古絃胤）

2. 上颌乳磨牙区的变化

上颌牙槽嵴宽度减少，主要是由于颊侧牙槽嵴吸收，而腭侧牙槽嵴基本无变化，这与下颌乳磨牙拔除后的变化不同。快速吸收止于牙拔除后约 1 个月，此时牙槽嵴顶吸收约 2 mm，牙槽嵴顶至前庭沟底的中央部吸收约 1 mm，前庭沟底吸收约 0.6 mm，此后仍有持续缓慢的吸收。一般来说，牙槽嵴顶在牙拔除后 1 个月停止吸收，牙槽嵴顶至前庭沟底的中央部在牙拔除后 3 个月停止吸收，前庭沟底在牙拔除后 4 个月停止吸收，即牙槽嵴吸收约在牙拔除后 4 个月终止。之后，牙槽嵴宽度在数月间基本无变化，随后颊侧牙槽嵴出现轻微膨隆。在继承恒牙萌出前约 8 个月，颊侧牙槽嵴出现快速膨隆，与乳牙拔除前的牙槽嵴宽度基本相同或较拔除前略宽时，继承恒牙萌出。

牙拔除后立即出现颊侧牙槽骨吸收，故牙槽嵴最高点随之向腭侧移动。之后，向颊侧移动，恢复至牙槽嵴颊腭向的中央位置。在继承恒牙即将萌出时，牙槽嵴最高点则跨过中央部向颊侧移动。

牙槽嵴高度在牙拔除后 3 周内急剧降低，之后增加，接近继承恒牙萌出时，位于乳尖牙腭侧牙颈部最低点与第二乳磨牙腭侧牙颈部最低点的连线下方约 1.7 mm。

图 4.12-A 为上颌第一乳磨牙拔除前和拔除后 4 个月牙槽嵴纵向重叠图，可见牙拔除后颊侧牙槽嵴明显吸收。图 4.12-B、4.12-A 为同一患儿牙拔除后 4 个月与牙拔除后 1 年 8 个月（即继承恒牙接近萌出时）的牙槽嵴纵向重叠图，牙槽嵴宽度较牙拔除前大幅增加。

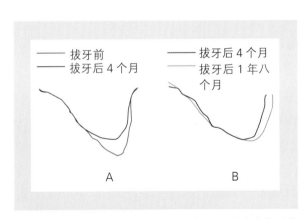

图 4.12　上颌第一乳磨牙拔除后牙槽嵴形态变化与生长发育重叠图[14]

图 4.13 为上颌第一乳磨牙拔除后牙槽嵴的形态变化。图 4.13-A 为牙拔除后 1 周时，拔牙创未愈合，颊侧牙槽嵴少量吸收。图 4.13-B 为牙拔除后 12 d，拔牙创仍未愈合，颊侧牙槽嵴继续吸收。图 4.13-C 为牙拔除后 24 d，拔牙创愈合，颊侧牙槽嵴明显吸收，腭侧牙槽嵴基本无变化。

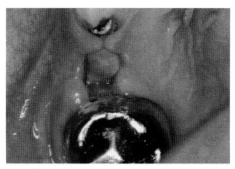

A. 牙拔除后 1 周，拔牙创未愈合，颊侧牙槽嵴可见少量吸收

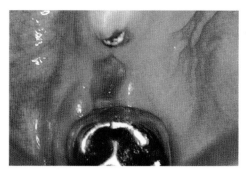

B. 牙拔除后 12 d，拔牙创仍未愈合，颊侧牙槽嵴正在吸收

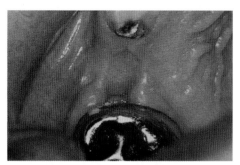

C. 牙拔除后 24 d，拔牙创基本愈合，颊侧牙槽嵴明显吸收，腭侧牙槽嵴基本无变化

图 4.13　上颌第一乳磨牙拔除后牙槽嵴的形态变化（提供者：佐古絃胤）

3. 上颌乳切牙区的变化

牙拔除后牙槽嵴宽度减少，主要是由于唇侧牙槽嵴吸收，仅在腭侧牙槽嵴顶附近发生吸收，其他部位几乎无变化。快速吸收约在牙拔除后 1 个月终止。此时，牙槽嵴顶吸收约 2 mm，牙槽嵴顶至前庭沟底的中央部吸收约 1 mm，前庭沟底吸收约 0.6 mm。

乳中切牙拔除后的骨吸收量较乳侧切牙拔除后大。多颗牙拔除后的骨吸收量要比单个牙拔除后大[16]。但是各种情况下的牙槽嵴吸收形态基本相同，即牙拔除后 4 个月时仍有持续微量吸收，之后基本不发生变化；继承恒牙萌出前不到 1 年或约 8 个月，唇侧牙槽嵴出现快速膨隆，继承恒牙萌出时牙槽嵴的宽度与牙拔除前基本相同或略宽一些。

牙拔除后 1 个月内牙槽嵴最高点向腭侧快速移动，伴随着继承恒牙萌出，牙槽嵴最高点又向唇侧移动。牙槽嵴高度在牙拔除后 1 周内快速降低，之后 1 个月缓慢减少，再往后几乎无变化。继承恒牙临近萌出时，牙槽嵴高度则快速增加，恢复至牙拔除时的高度。

图 4.14 为上颌乳侧切牙拔除前和拔除后 4 个月牙槽嵴形态变化的纵向断面重叠图，可见牙拔除后唇侧牙槽嵴吸收明显。

图 4.15-A 所示为上颌 4 颗乳切牙拔除后 2 周的情况，可见唇侧牙槽嵴显著吸收。图 4.15-B 为牙拔除后 1 年，继承恒牙临近萌出，唇侧牙槽嵴隆起。图 4.15-C 为牙拔除后 1 年 8 个月，左侧中切牙已从口内萌出，其余 3 颗切牙区唇侧牙槽嵴明显隆起。

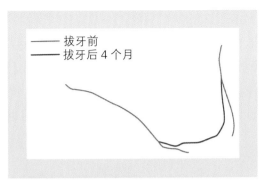

图 4.14　上颌乳侧切牙拔除前和拔除后 4 个月
牙槽嵴形态变化重叠图[15]

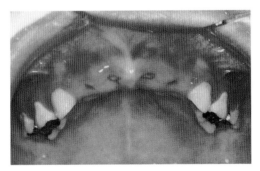

A. 牙拔除后 2 周，唇侧牙槽嵴吸收明显

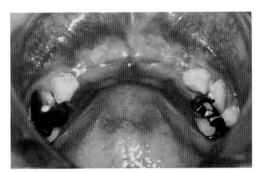

B. 牙拔除后 1 年，继承恒中切牙临近萌出，唇
侧牙槽嵴隆起

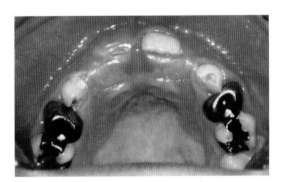

C. 牙拔除后 1 年 8 个月，左侧中切牙萌出，余三
颗切牙区唇侧牙槽嵴明显隆起

图 4.15　上颌乳切牙拔除后牙槽嵴形态变化和生长发育（提供者：须田 希）

4. 各类乳牙拔除后的牙槽嵴变化

各类乳牙拔除后牙槽嵴宽度的变化，基本可分为减少期、稳定期和增加期 3 个阶段。仔细观察后发现，如图 4.16[17]所示，上颌乳切牙区可分为减少期、稳定期和增加期 3 个阶段。上颌乳磨牙区可分为减少期、稳定期、缓慢增加期和快速增加期 4 个阶段。下颌乳磨牙虽可分为减少期、稳定期、增加期 3 个阶段，但其中稳定期也可见缓慢吸收。

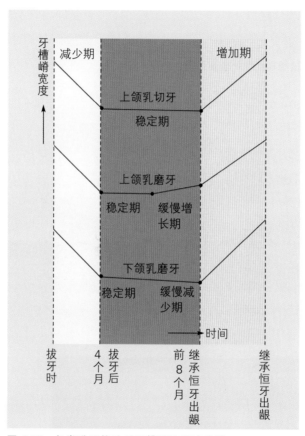

图 4.16　各类乳牙拔除后牙槽嵴宽度变化[17]

上颌乳切牙和乳磨牙拔除后，主要表现为唇颊侧牙槽嵴吸收。而下颌乳磨牙则为颊舌侧双侧吸收。但是，几乎所有部位都是牙拔除后约 1 个月内，牙槽嵴出现快速吸收，4 个月左右吸收基本终止。上颌乳切牙、乳磨牙牙槽嵴顶吸收约 2 mm，牙槽嵴顶至前庭沟底的中央部吸收约为 1 mm，唇颊侧前庭沟底部吸收约 0.6 mm。下颌乳磨牙牙槽嵴颊侧的吸收基本与上颌相同，但不同的是，下颌牙槽嵴舌侧也存在相同量的吸收。上下颌牙槽嵴顶的吸收量较唇颊侧前庭沟底部大。

任何部位的增加期均开始于继承恒牙萌出前约 8 个月。上颌乳切牙区和上颌乳磨牙区主要表现为牙槽嵴唇颊侧膨隆。而下颌乳磨牙，与牙槽嵴颊舌两侧膨隆相比，牙槽嵴宽度增加更为明显。所有部位的膨隆，均由唇颊前庭沟向牙槽嵴顶方向逐渐发生。

任何部位继承恒牙萌出时牙槽嵴宽度与牙拔除前的宽度基本相同或略大一些。继承恒牙的萌出时间与相应乳牙的拔除时间存在个体差异。在参考各个恒牙平均萌出时间的同时，需要依据 X 线片确定，一般牙根发育完成 2/3~3/4 时恒牙开始萌出，可以此为依据推断膨隆的出现时间。对于牙槽嵴尚未出现膨隆的患儿，继承恒牙萌出可能还需 8 个月或 1 年以上时间。若佩戴可摘式间隙保持器，可根据牙槽嵴膨隆所致的压痕，来推断恒牙萌出时间。

减少期和增加期的时间一般是恒定的，为 4 个月及 8 个月。稳定期的时间则因牙拔除时间的不同而不同，拔除牙时间早则稳定期长。但对于已进入增加期后拔牙的病例而言无稳定期，直接由减少期进入增加期。继承恒牙即将萌出时拔除乳牙的患儿，减少期几乎不出现，直接进入增加期。

图 4.17 [17]所示，A 患儿由于过早拔除乳牙，稳定期最长。B、C 患儿较 A 患儿拔除乳牙较迟，稳定期缩短，D 病例由于在增加期拔除乳牙，减少期后无稳定期，直接进入增加期。

图 4.18 是牙拔除后 6 个月上颌恒中切牙萌出病例的拔牙前、拔牙后 4 周、拔牙后6个月牙槽嵴纵切面的重叠图，可见牙拔除后立即进入增加期，牙槽嵴宽度无减少，中切牙萌出时与牙拔除前相比，唇侧牙槽嵴膨隆，宽度稍增加。

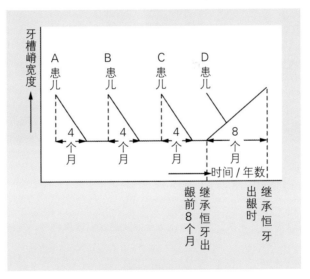

图 4.17　各时期乳牙拔除及其稳定期的长短[17]

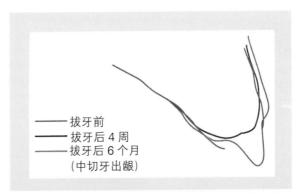

图 4.18　上颌乳中切牙拔除后 6 个月继承恒牙萌出患儿的牙槽嵴形态变化重叠图[15]，无稳定期

　　图 4.19-A 为上颌左侧第一乳磨牙拔除后佩戴全冠丝圈式间隙保持器的口内情况，颊侧牙槽嵴吸收明显。图 4.19-B 为佩戴保持器 2 年 7 个月后的情况，此时第一恒磨牙已萌出，颊侧牙槽嵴基本无变化。图 4.19-C 为又经过 1 年 2 个月后，继承恒牙萌出前 6 个月，颊侧牙槽嵴出现膨隆。图 4.19-D 为 6 个月后即患儿 9 岁 9 个月时，继承恒牙颊尖已萌出，颊侧牙槽嵴继续膨隆，丝圈和牙龈间存在很小距离，但无接触，说明间隙保持器的设计合理。

　　乳牙拔除后牙槽嵴的变化与恒牙拔除后不同，虽然两者都存在由于吸收造成的牙槽嵴缩小。但是，乳牙拔除后，继承恒牙萌出时其牙槽嵴大小与牙拔除前基本相同或略大。只有掌握以上的知识，才能熟悉咬合诱导装置的设计，做好装置佩戴后的管理，确定装置的调整时间以及了解装置破损的原因等。

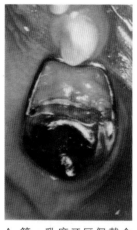 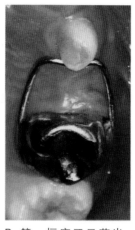 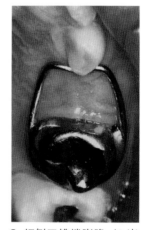 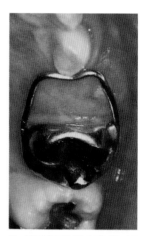

A. 第一乳磨牙区佩戴全冠丝圈式间隙保持器后，颊侧牙槽嵴吸收明显（5岁 6 个月）

B. 第一恒磨牙已萌出，颊侧牙槽嵴吸收状态无变化（8 岁 1 个月）

C. 颊侧牙槽嵴膨隆（9 岁3 个月）

D. 继承恒牙颊尖萌出（9岁 9 个月）

图 4.19　患儿乳牙列期上颌第一乳磨牙拔除，佩戴全冠丝圈式间隙保持器，至继承恒牙萌出牙槽嵴的变化

第 4 节
乳牙列期个别牙早失的间隙保持

乳牙列期单个牙早失，在乳磨牙区多选择游离端型固定型间隙保持器。由于患儿仅单个牙早失，无明显不适，加之存在不佩戴的风险，因此一般不选择可摘式间隙保持器，但从乳前牙的审美角度考虑，可使用可摘式间隙保持器。由于儿童对乳前牙部美观要求较高，因此乳前牙早失佩戴可摘式间隙保持器病例较多。

1. 第一乳磨牙早失的间隙保持

(1) 耐用的金属预成冠丝圈式间隙保持器

对于第一乳磨牙早失的间隙保持，可采用以第二乳磨牙为基牙的游离端型间隙保持器，如全冠丝圈式、铸造全冠导板式、嵌体导板式和带环丝圈式间隙保持器等。具体选择哪种间隙保持器，要根据基牙的龋损情况及牙体缺损状态确定。

根据笔者长期的临床经验，铸造的间隙保持器虽然牙颈部密合性好，但易于脱落和破损，佩戴中需要密切观察。而采用金属预成冠丝圈式间隙保持器几乎无意外情况发生。

一般而言，第一乳磨牙早失的病例，多在第二乳磨牙上使用全冠，因此全冠丝圈式间隙保持器使用较多。

在临床上，使用最多的是金属预成冠丝圈式间隙保持器（图 4.20）。由于该装置使用金属预成冠，因此需要特别注意牙颈部的密合程度以及咬合关系。尤其是当对侧乳尖牙脱落至仅剩基牙时，受基牙金属预成冠咬合面形态的诱导，可能发生咬合关系紊乱，对此应特别注意。

在设计及制作全冠丝圈式间隙保持器的丝圈时，以在继承恒牙萌出前使用同一间隙保持器最为理想。在设计时，要尽可能做到自佩戴间隙保持器至继承恒牙萌出的整个过程中不阻碍继承恒牙正常的生长发育。

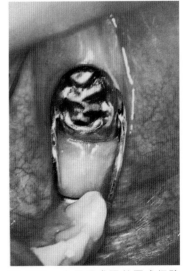

图 4.20　金属预成冠丝圈式间隙保持器

弯制丝圈时，应尽可能向根端方平缓弯曲，以避免咀嚼食物时压力的影响(图4.21)。从舌侧观察，丝圈正好通过乳尖牙舌（腭）侧牙颈部最低点与第二乳磨牙舌(腭)侧牙颈部最低点的假想连线或者在其稍上方处通过。从咬合面观察，丝圈位于以乳尖牙及第二乳磨牙颊、舌（腭）面的最大隆起处假想连线的外侧。

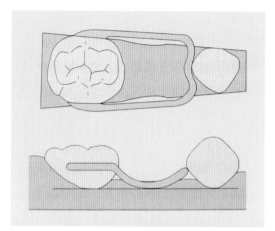

图4.21　全冠丝圈式间隙保持器的设计原则。本图所示为下颌，但设计原则上下颌通用

据此设计丝圈，一般不会影响继承恒牙的萌出，不会对生长发育造成危害。因为继承恒牙萌出时牙槽嵴宽度与牙拔除前基本相同或略宽，而牙槽嵴最高点在继承恒牙临近萌出时位于乳尖牙舌（腭）侧牙颈部最低点与第二乳磨牙舌（腭）侧牙颈部最低点的假想连接线上，即便稍高一些，最高点仍在丝圈内，不会影响继承恒牙的生长发育。颊、舌侧设计原则相同。丝圈采用直径0.8 mm的不锈钢丝弯制，与乳尖牙的接触点在邻接点下方，在咀嚼过程中一般不会变形。如图4.19所示多个临床病例采用该装置，均未出现不良问题。

一般都可参照以上标准制作。若乳牙尚未拔除，则按照图4.22所示的方法制作更为妥当，首先进行基牙预备（图4.22-A），试戴金属预成冠并制取印模，然后制备石膏模型（图4.22-B），在石膏模型上将需要拔除的乳牙牙冠部削去（图4.22-C），应在不接触牙槽嵴的情况下弯制丝圈（图4.22-D），牙拔除后就可立即佩戴间隙保持器。

若丝圈弯制过深至前庭沟底或舌侧口底附近，当继承恒牙开始萌出时，牙槽嵴出现膨隆，部分丝圈可能会嵌入牙龈内（图4.23），需要特别注意。

若丝圈与乳尖牙呈直线或凸出接触，均易脱落（图4.24-B、C），弯制时尽量不要妨碍乳尖牙伴生长发育的生理性唇侧移位，即左右两侧乳尖牙间间距，丝圈与乳尖牙远中邻面呈凹凸环抱（图4.24-A）最为理想[18-20]。

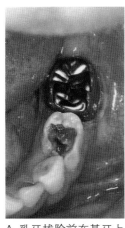 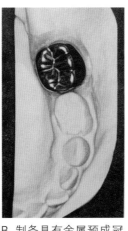 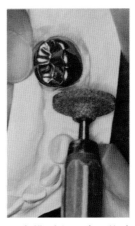 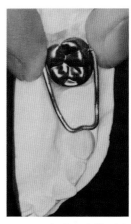

A. 乳牙拔除前在基牙上试戴金属预成冠　B. 制备具有金属预成冠的石膏模型　C. 在模型上去除需拔除乳牙的牙冠　D. 牙冠磨除后在模型上弯制丝圈

图 4.22　乳牙拔除前全冠丝圈式间隙保持器制作方。本方法为最合适的制作步骤

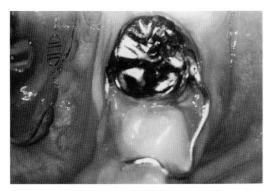

图 4.23　舌侧丝圈埋入牙龈内的下颌第一乳磨牙全冠丝圈式间隙保持器（提供者：中川 宽一）

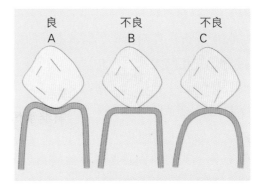

图 4.24　丝圈式间隙保持器丝圈尖端的弯曲方法

（2）铸造全冠导板式间隙保持器

铸造全冠导板式间隙保持器，以整体铸造较为多见（图 4.25）。铸造全冠牙颈部和邻面接触适应性好，比金属预成冠更易调整咬合关系，但易脱落。

易于脱落的原因，笔者指导的朴[21]在长期观察乳磨牙牙冠的学位论文中指出：解剖牙冠牙颈部的 1/5~1/2 被牙龈覆盖，肉眼很难确定牙冠的倒凹区域；而且从咬合面观察，乳磨牙颊舌面呈锥形，冠的固位型较差。在基牙预备时，可制备各种辅助性的固位沟，以防止铸造全冠脱落[22-23]。

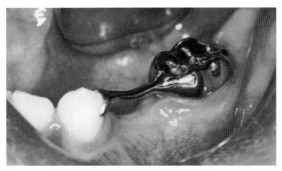

图 4.25　整体铸造全冠导板式间隙保持器

图 4.26 所示颊舌面平行，固位沟的固位效果较好。我们的研究表明 [24]，上下颌第二乳磨牙远中边缘嵴与远中牙龈的高度基本相同。基牙预备后，第二乳磨牙远中边缘嵴比远中牙龈的位置低（图 4.27），基牙的远中面位于龈缘下，取印模较难，只能获取较小的面积。因此，为增强固位力，预备基牙近远中面时，要尽可能平行。

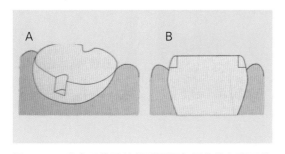

图 4.26　乳磨牙基牙的颊舌面预备固位沟加强固位
A. 颊舌面预备固位沟
B. 两固位沟应尽可能平行（显示固位沟的颊舌断面）

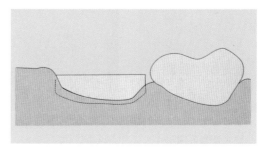

图 4.27　第二乳磨牙为基牙的特点。基牙的远中边缘嵴较牙龈高度低，远中面位于龈缘下

关于导板位置的设定，笔者指导的细矢[13]、米津[14]在关于上下颌第一乳磨牙拔除后牙槽嵴形态变化与生长发育的学位论文中指出，导板不妨碍上下颌咬合关系的范围是，以第二乳磨牙近中面中央尽量近𬌗面的位置为起始点，向乳尖牙远中面的中央部直线前进直至接触。接触区可在乳尖牙远中面略大于乳尖牙远中面宽度，覆盖一些唇舌面，以防止由于两侧乳尖牙间宽度扩大时导板从乳尖牙的远中面脱落（图 4.28-A）。但笔者通过分析全冠导板式间隙保持器脱落的病例后发现，在设定导板位置时，应尽可能选择不承担咬合力的区域（图 4.28-B）。

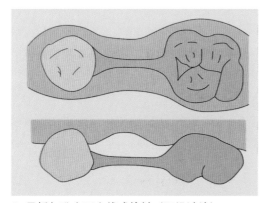

A. 导板与乳尖牙直线式接触（旧设计法）

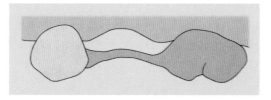

B. 导板在牙槽嵴部微微弯曲与乳尖牙接触（新设计法）

图 4.28　上颌第二乳磨牙为基牙的整体铸造全冠导板式间隙保持器

（3）嵌体导板式间隙保持器

基牙可进行嵌体修复的病例也适用嵌体导板式间隙保持器。图 4.29 为整体铸造型嵌体导板式间隙保持器，图 4.30 为采用直径 1.0~1.2 mm 的钢丝进行弯曲，这种预制导板使用较普遍。

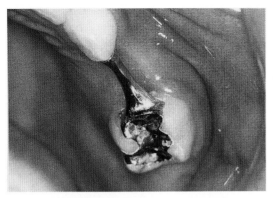

图 4.29　整体铸造的嵌体导板式间隙保持器

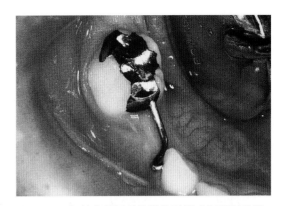

图 4.30　钢丝弯制导板的嵌体导板式间隙保持器

整体铸造时，要将蜡紧压入窝洞，以保证间隙保持器的固位装置即嵌体不易脱落，制洞时上颌第二乳磨牙从远中舌面沟、下颌第二乳磨牙从颊面沟开始制备窝洞，产生的扣锁作用可使固位装置不易脱落。导板走行的方向，应尽可能避免承担咬合力，为此，导板断面应在殆面最高点处制作成饭团形（即断面为三角形）。

使用预制导板时，导板的一端同全冠丝圈式间隙保持器一样弯曲后，通过牙槽嵴上部中央进入窝洞内。窝洞内钢丝要平坦，与嵌体融为一整体后不易脱落。在蜡型制作中，摁压法容易使导板的正确位置发生改变，且不能使蜡完全进入窝洞的角落，因此，在窝洞内充分涂布分离剂后，采用滴蜡法较好[26]。窝洞预备时必须形成清晰的线角，以有效防止脱落。

为了不妨碍继承恒牙的发育，与铸造全冠导板式间隙保持器类似，导板弯制时应向殆面凸起弯制。

(4) 带环丝圈式间隙保持器

第一乳磨牙早失伴随第二乳磨牙因龋采用冠修复的病例较为常见。此类病例在单纯充填修复无法满足第二乳磨牙功能要求、同时第一乳磨牙又必须进行间隙保持时，可采用带环丝圈式间隙保持器（图 4.31），粘接带环时使用含氟水门汀，以防止基牙佩戴带环后出现继发龋。

图 4.32 为健康的第二乳磨牙使用带环丝圈式间隙保持器，这种病例较少见。多由于初萌的第一乳磨牙备洞时露髓，而导致根尖周病变形成，最终行拔除术。因此，初萌的第一乳磨牙备洞时应特别注意。

2. 游离端型固定式间隙保持器观察到恒牙列期

笔者曾观察乳牙列期或替牙列期佩戴游离端型固定式间隙保持器的患儿到恒牙列期[25]（如全冠丝圈式、带环丝圈式、嵌体导板式、整体铸造全冠导板式间隙保持器等）。结果表明，侧方牙群早失后佩戴游离端型固定式间隙保持器，只要进行定期复查及适当的处置，疗效较好。

有的患儿侧方牙群佩戴以上间隙保持器长达 6~7 年之久。因此，随着早失部位继承恒牙萌出及保持器的游离端接触的乳牙或是基牙接近脱落时，应尽可能缩短复诊时间，

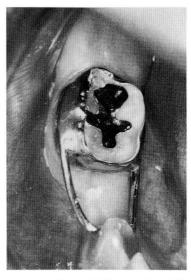

图 4.31　殆颊面嵌体修复后佩戴带
环丝圈式间隙保持器

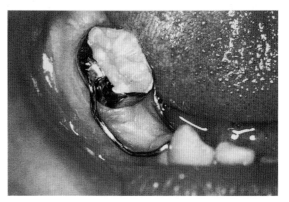

图 4.32　健康第二乳磨牙佩戴带环丝圈式间隙保持器

这样可及时发现间隙保持器破损、脱落等不良事件的发生。就此而言，采用金属预成冠制作全冠丝圈式间隙保持器较合适。而从基牙牙颈部与间隙保持器固位装置的密合性来讲，铸造冠较金属预成冠更好，但易发生脱落和破损。事实证明，只要按照前述丝圈的设计原则并选用合适的材料，直至牙替换都不会发生丝圈的变形或嵌入牙龈等不良现象[25]。

　　笔者认为，前方牙群和侧方牙群都有各自的萌出空间。因此，如果两个部位的萌出间隙不足，原则上可在各自的区域内解决。所以对侧方牙群使用游离端型固定型间隙保持器，可有效预防该部位发生牙列拥挤[26]。

　　但是，在侧方牙群，针对个别乳牙早失的间隙保持器，其游离端所接触的乳牙以及作为基牙的乳牙，都可能会在早失牙的继承恒牙萌出之前脱落，此时要更换成其他间隙保持器，如舌弓式间隙保持器等。

　　患儿，5岁5个月，上颌左侧第一乳磨牙早失，第二乳磨牙作为基牙，使用金属预成冠丝圈式间隙保持器的口内初始情况（图 4.33-A）。该患儿8岁1个月时，间隙保持器无异常，基牙后方第一恒磨牙萌出（图 4.33-B）。患儿9岁9个月时，早失部位继承恒牙即第一前磨牙颊尖萌出（图 4.33-C）。间隙保持器已使用4年4个月，未见异常。随后，第一前磨牙顺利萌出，切断丝圈（图 4.33-D）。患儿11岁11个月时，乳牙侧方牙群已被正常替换，恒牙排列正常（图 4.33-E）。患儿25岁7个月时，上颌牙列正常（图 4.33-F），且上下颌的咬合关系及牙排列均正常（图 4.33-G）。

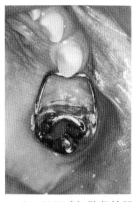

A. 全冠丝圈式间隙保持器佩戴完成时（5 岁 5 个月）

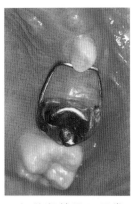

B. 间隙保持器无异常，远中第一恒磨牙萌出（8 岁 1 个月）

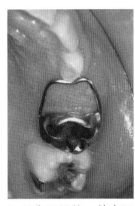

C. 早失牙区第一前磨牙颊尖萌出（9 岁 9 个月）

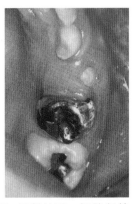

D. 切断丝圈，间隙保持器佩戴 4 年 4 个月无异常（9 岁 9 个月）

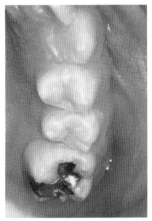

E. 乳牙侧方牙群被恒牙正常替换（11 岁 11 个月）

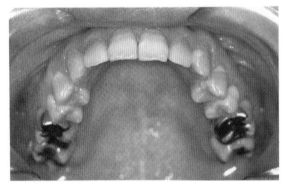

F. 上颌牙列正常（25 岁 7 个月）

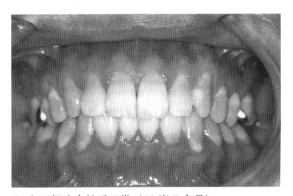

G. 上下颌咬合关系正常（25 岁 7 个月）

图 4.33　应用金属预成冠制作全冠丝圈式间隙保持器，长期观察成功病例

　　患儿 11 岁 2 个月时，下颌右侧已使用全冠丝圈式间隙保持器 4 年 2 个月，左侧已使用铸造全冠导板式间隙保持器 6 年 5 个月（图 4.34–A）。佩戴期间，除全冠导板式间隙保持器脱落 1 次并重新粘接外，余未见异常。患儿 11 岁 6 个月时，两侧间隙保持器游离端所接触的乳尖牙脱落，更换为以第一恒磨牙为基牙的舌弓式间隙保持器（图 4.34–B）。患儿 11 岁 9 个月时，双侧侧方恒牙群萌出且排列正常（图 4.34–C）。患儿 13 岁 5 个月时，下颌恒牙列正常排列（图 4.34–D）。患儿 14 岁 5 个月时，咬合关系正常（图 4.34–E）。

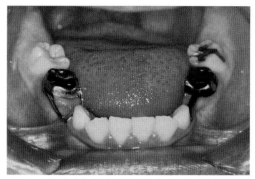

A. 全冠丝圈式间隙保持器及铸造全冠导板式间隙保持器（11岁2个月）

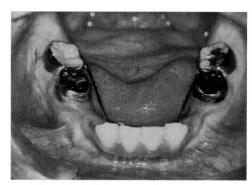

B. 两侧乳尖牙脱落后更换为舌弓式间隙保持器（11岁6个月）

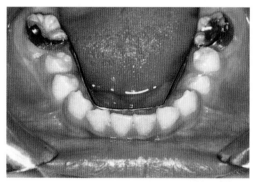

C. 两侧恒侧方牙群从口腔内萌出（11岁9个月）

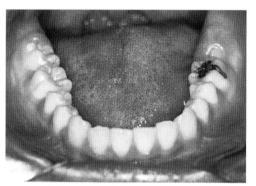

D. 下颌牙列排列正常（13岁5个月）

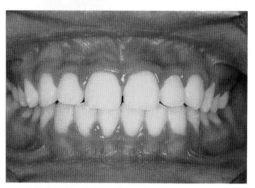

E. 正常咬合关系（14岁5个月）

图 4.34　早失牙的继承恒牙萌出前，间隙保持器游离端接触的乳尖牙脱落，更换为舌弓式间隙保持器

3. 乳前牙区个别牙早失的间隙保持

　　乳前牙区个别牙早失，多见于上颌乳切牙，乳尖牙极少见，且多因外伤造成，很少由龋损引起。

　　对于个别乳磨牙早失的患儿，由于使用可摘式间隙保持器的可能性低、常使用全冠丝圈式间隙保持器等固定式间隙保持器。但对于乳前牙早失，因美观要求，即使仅有单个牙早失，也多使用可摘式间隙保持器。即使是低龄儿童，也常使用。

　　由于乳前牙早失较少出现间隙变窄，因此，乳前牙区佩戴的可摘式间隙保持器又被称之为儿童义齿。但是，乳牙列期乳前牙萌出期出现的牙早失，常会出现间隙狭窄。尤其是恒前牙萌出期中前牙早失，会出现明显的间隙狭窄，必须及时进行间隙保持。笔者认为，乳、恒牙前牙区应用的活动义齿也应称之为间隙保持器。

患儿因外伤造成上颌左侧乳中切牙早失，与右侧乳中切牙近远中径相比，早失乳中切牙间隙增大（图 4.35-A）。因此，制作的可摘式间隙保持器的左侧人造乳中切牙远中有部分间隙（图 4.35-B）。该间隙保持器基托覆盖上颌腭穹窿，未制作固位体（图 4.35-C）。

通常可摘式间隙保持器可以不使用固位体，但精神紧张型（敏感型）幼儿的间隙保持器最好使用固位体，在其适应间隙保持器后，应尽早去除固位体以不阻碍牙列的正常生长发育。

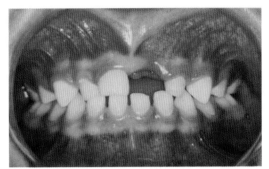

A. 外伤导致上颌左侧乳中切牙早失

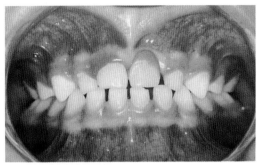

B. 佩戴可摘式间隙保持器，美观效果好

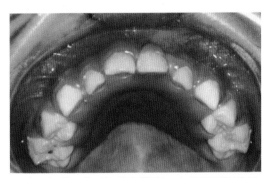

C. 患儿佩戴可摘式间隙保持器，未使用固位装置
（2 岁 11 个月）

图 4.35　上颌左侧乳中切牙早失后使用可摘式间隙保持器

4. 第一恒磨牙萌出前，第二乳磨牙早失的间隙保持

对于第一恒磨牙出龈前第二乳磨牙早失的病例，由于该早失部位远中无基牙，不同于第一乳磨牙早失可以应用全冠丝圈式间隙保持器。一般来说，第二乳磨牙拔除后牙槽窝未愈合的病例，可使用远中导板式间隙保持器，牙槽窝已经愈合的病例可使用可摘式间隙保持器。

（1）远中导板式间隙保持器

第二乳磨牙拔除后，在牙槽窝远中根或远颊根处插入导板，以引导牙槽骨内未萌出的第一恒磨牙从正常位置萌出。可只选择第一乳磨牙作为基牙，也可根据需要选择乳尖牙和第一乳磨牙共同作为基牙。

远中导板式间隙保持器的固位体可整体铸造制作或直接使用金属预成冠，远中导板可使用半圆形不锈钢板或金属预成钢板制作。导板水平部与对颌牙接触或是不接触。

我们曾在前述各种条件都具备的情况下，进行了远中导板式间隙保持器的临床观察研究，并发表了研究结果[27-28]。第一批 17 个病例中，最短观察 1 个月，最长观察 13 个月。在此过程中，患儿无不适，定期复查亦未见不良反应，故笔者认为这是一种合适、有效的间隙保持器。第二批病例包括第一批的 17 例及新增的 5 例共计 22 例，其中最长观察 25 个月，11 例病例第一恒磨牙在正常位置萌出，应用金属预成冠及半圆形不锈钢板的有 2 例脱落，1 例损坏，6 例导板变形（表 4.4）。

表 4.4　远中导板式间隙保持器不良反应出现情况[28]

装置类别	病例数	脱落	损坏	导板变形	合计
预成冠	19	2	1	6	9
整体铸造	3	0	0	0	0

表 4.5 所示，其中 3 例出现对颌牙伸长，极少数病例采用整体铸造远中导板式间隙保持器后出现不良反应。针对以上情况，有必要进一步改良该间隙保持器。笔者认为，远中导板式间隙保持器应使用两颗基牙，导板水平部应与对颌牙接触，并采用整体铸造法制作。

表 4.5　对颌牙伸长[28]

装置类别	导板水平部与对颌牙关系	病例数	对颌牙伸长例数
预成冠	接触	3	0
	不接触	16	3
整体铸造	接触	3	0
	不接触	0	0

第二乳磨牙 2~3 岁时萌出，第一恒磨牙 6~7 岁时萌出。因此，远中导板式间隙保持器要在长达 3~4 年间起到间隙保持的作用。在此期间，尽量避免间隙保持器的损坏、变形等情况。

1）制作方法及佩戴

首先，拍摄第二乳磨牙区 X 线片，了解第二乳磨牙的牙根形态及病灶状况，观察其继承恒牙即第二前磨牙、第一恒磨牙牙胚的位置和发育状况。同时还需要确认是否存在第二乳磨牙拔除后未愈合的牙槽窝。X 线片对于确定导板插入的位置非常重要，最好使用平行等长摄影法拍摄。

当使用乳尖牙及第一乳磨牙共同作为基牙时，基牙固位体为铸造冠，为防止铸造冠脱落，两基牙的近远中面在预备时应尽量平行，并需在颊舌面预备辅助性固位沟。对于第二乳磨牙呈慢性病程，尚未拔除的病例，若选择乳尖牙与第一乳磨牙作为基牙，则取上下颌印模制作石膏模型，用𬌗架转移𬌗关系。取模时最好是取包括即将拔除的第二乳磨牙在内的上下颌牙列。基牙蜡型的制作较为容易，为制作精确，基牙部位可使用代型针制成可卸代型模型。

　　在制作导板的蜡型前，应参考 X 线片的情况，导板垂直部插入第二乳磨牙远中面即模型切削的部分（图 4.36）。为了防止对颌牙伸长，导板水平部应与咬合面平齐，为了避免咬合压力，导板水平部面积应尽可能小。导板垂直部的远中面，在下颌应与第二乳磨牙远中根、在上颌应与第二乳磨牙远颊根的形态相同。导板尖端应位于未萌出第一恒磨牙近中面外形高点根端方向下约 1.5 mm 处[41]。

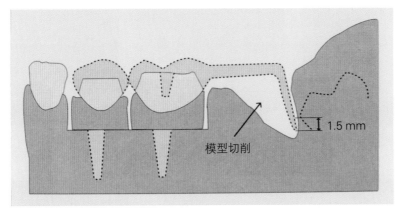

图 4.36　导板插入处的模型切削

　　对于第二乳磨牙已经拔除的病例，可参考对侧余留第二乳磨牙的 X 线片，配合导板垂直部对模型进行切削制作。各基牙的牙冠与导板蜡型分别制作，完成后再进行粘接。

　　一般的程序是铸造、打磨抛光、试戴、拍摄 X 线片、位置确认、粘接佩戴。

　　患儿口内佩戴粘接可在第二乳磨牙拔除后即刻进行，若拔牙创出血较多可在第二日进行，不可使粘接材料进入拔牙创。对于第二乳磨牙拔牙创已愈合的病例，切开牙龈，将导板垂直部插入并粘接。

　　2）两基牙整体铸造的远中导板式间隙保持器

　　图 4.37–A 所示病例，可以看到下颌左侧第二乳磨牙根尖区颊侧牙龈出现瘘管，X 线片示第二乳磨牙根尖处存在病灶，并且累及根分叉（图 4.37–B），决定拔除该患牙。

　　如果同侧乳尖牙及第一乳磨牙存在，可将这两颗牙作为基牙，使用整体铸造的远中导板式间隙保持器。

　　由于第二乳磨牙病变通常为慢性病程，可以在拔牙前对乳尖牙及第一乳磨牙进行基牙预备（图 4.37–C），然后按照前述方法进行制作。图 4.37–D 为制作好的远中导板式间隙保持器𬌗面观，图 37–E 为颊面观，导板水平部与上颌第二乳磨牙接触，防止对颌牙伸长，而导板水平部面积应尽可能减小以避免承担过大的咬合力。图 4.37–F 为间隙保持器佩戴后的即刻 X 线片，导板垂直部位于第一恒磨牙牙胚近中面外形高点稍下方。图 4.37–G 为佩戴保持器后 1 个月的口内情况，导板垂直部与牙龈接触的区域未发现任何异常。图 4.37–H 为间隙保持器佩戴 1 个月后的 X 线片，可见导板垂直部引导第一磨牙牙胚的萌出。图 4.37–I 为间隙保持器佩戴 1 年后的 X 线片，牙槽窝已完全消失、愈合，作为基牙的乳尖牙与第一乳磨牙亦未见异常。图 4.37–J 为间隙保持器佩戴约 1 年 6 个月后的 X 线片，此时第一恒磨牙已从口内正常位置萌出，去除远中导板式间隙保持器，乳尖牙仍为铸冠，第一乳磨牙更换为佩戴铸造全冠导板式式间隙保持器。

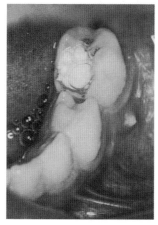

A. 第二乳磨牙颊侧牙龈根尖区瘘管形成

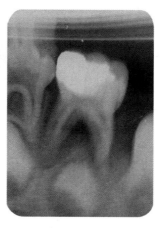

B. 根尖区病灶，同时波及根分叉处，需要拔除该患牙

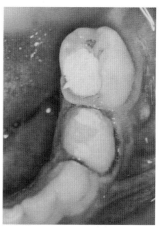

C. 第二乳磨牙拔除前，对乳尖牙及第一乳磨牙进行基牙预备

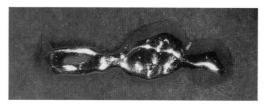

D. 间隙保持器的殆面观

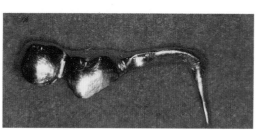

E. 间隙保持器的颊面观

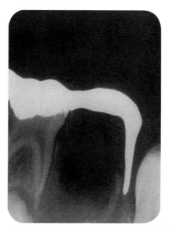

F. 佩戴后的即刻X线片（5岁4个月）

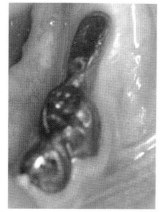

G. 佩戴一个月后，未见异常

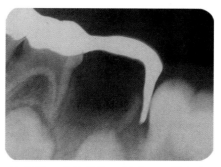

H. 佩戴一个月后的X线片，牙槽窝未完全愈合

图 4.37　乳尖牙与第一乳磨牙整体铸造远中导板式间隙保持器

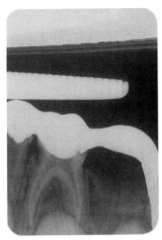

I. 佩戴一年后的 X 线片，牙槽窝完全愈合，两基牙未见异常

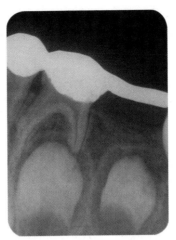

J. 佩戴 1 年半后的 X 线片，第一恒磨牙从正常位置萌出。去除该保持器，乳尖牙仍为铸冠，第一乳磨牙更换为铸造全冠导板式间隙保持器

图 4.37（续）

3）应用两基牙，采用金属预成冠及半圆形不锈钢板制成的远中导板式间隙保持器

图 4.38-A 所示上颌右侧第二乳磨牙已经拔除，牙槽窝尚未完全愈合。同侧乳尖牙 II 度龋坏；第一乳磨牙慢性溃疡性牙髓炎，腭根行去髓术，并行根管充填，颊侧两根行活髓切断术，治疗计划为将乳尖牙及第一乳磨牙同时作为基牙，采用两基牙金属预成冠配合半圆形不锈钢板制作的远中导板式间隙保持器，导板由半圆形不锈钢板弯制而成，焊接于第一乳磨牙金属预成冠的远中面。

图 4.38-B 为远中导板式间隙保持器的𬌗面观，图 4.38-C 为颊面观。图 4.38-D 为切开远颊根相应软组织将导板垂直部插入牙槽窝。图 4.38-E 为佩戴当天的 X 线片，导板垂直部插入远颊根相应的合适位置。图 4.38-F、G 为佩戴 1 个月后口腔内及 X 线片情况，导板插入处牙龈未见红肿异常，X 线片未见异常。

图 4.38-H 为佩戴 5 个月后，第一恒磨牙开始从正常位置萌出，其𬌗面近中部分已萌出于口腔。图 4.38-I 为佩戴 7 个月后，第一恒磨牙𬌗面已全部萌出，去除远中导板，分离乳尖牙及第一乳磨牙金属预成冠的焊接部分，两牙的生理性动度正常。图 4.38-J 为第二乳磨牙区即刻佩戴可摘式间隙保持器。图 4.38-K 为患儿 13 岁 11 个月时，口腔内为正常牙列。

4）不推荐应用单基牙的远中导板式间隙保持器

传统意义上，比较推崇使用单基牙的远中导板式间隙保持器。但在我们调查的病例中，发现很多因使用单基牙金属预成冠及半圆形不锈钢板制作的远中导板式间隙保持器而失败的病例。

患儿下颌右侧第二乳磨牙被诊断为慢性根尖脓肿而需拔除（图 4.39-A）。在拔除该患牙前，已经制作好单基牙的远中导板式间隙保持器（图 4.39-B）。拔牙后立即佩戴该间隙保持器（图 4.39-C）。佩戴该间隙保持器 1 周后，创口愈合顺利，X 线显示导板垂直部的

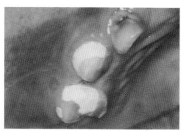
A. 上颌第二乳磨牙已经拔除，牙槽窝仍存在

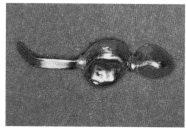
B. 间隙保持器的𬌗面观

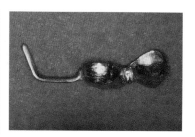
C. 间隙保持器的颊面观

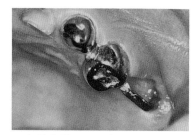
D. 间隙保持器的导板垂直部插入被切开的牙槽窝远颊根的位置，装置佩戴完成时的情况（5岁0个月）

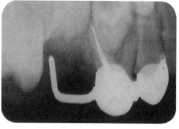
E. 佩戴后即刻的X线片，导板垂直部位置合适

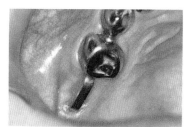
F. 佩戴1个月后，无异常

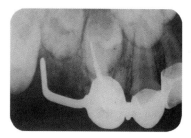
G. 佩戴1个月后X线片，无异常

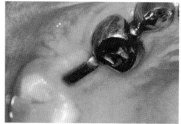
H. 佩戴5个月后，第一恒磨牙𬌗面的近中部分萌出（5岁5个月）

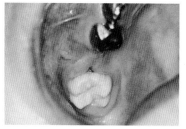
I. 第一恒磨牙𬌗面全部萌出，切除导板（5岁7个月）

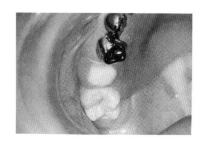
J. 去除导板后，立即佩戴可摘式间隙保持器

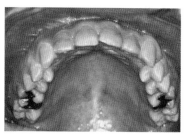
K. 远中导板式间隙保持器使用8年11个月后，形成正常牙列（13岁11个月）

图 4.38　应用两基牙，采用金属预成冠及半圆形不锈钢板制作的远中导板式间隙保持器

尖端位于第一恒磨牙牙胚近中面最突点稍下方的合适位置（图 4.39-D、E），余未见异常。佩戴该间隙保持器6个月后，口腔内情况初看未见明显异常（图 4.39-F）。但X线片示基牙向远中倾斜，导板垂直部尖端到达第二前磨牙牙胚的牙囊（图 4.39-G），且上颌第二乳磨牙伸长（图 4.39-H），立即拆除该间隙保持器。

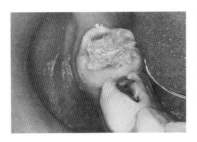

A. 为拔除下颌第二乳磨牙的适应证

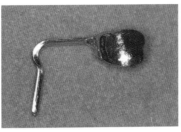

B. 制作间隙保持器

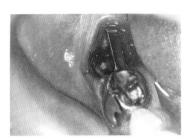

C. 拔牙后立即佩戴间隙保持器（4 岁 4 个月）

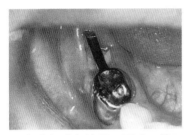

D. 佩戴间隙保持器 1 周后，拔牙创愈合顺利

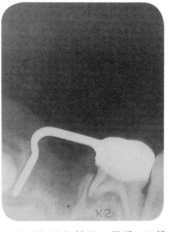

E. 佩戴间隙保持器 1 周后，X 线片示间隙保持器位于适当位置

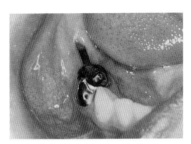

F. 佩戴间隙保持器 6 个月后，口内情况初看未见明显异常，但间隙保持器向远中倾斜

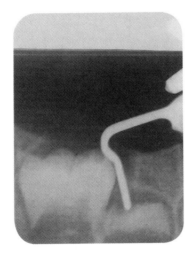

G. 佩戴间隙保持器 6 个月后，X 线片示导板垂直部的尖端已到达下颌第二前磨牙牙胚的牙囊，立刻拆除该间隙保持器（4 岁 10 个月）

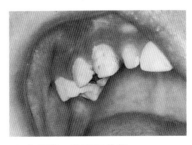

H. 上颌第二乳磨牙伸长

图 4.39　应用单基牙金属预成冠及半圆型不锈钢板制作的远中导板式间隙保持器失败的病例

5) 采用两基牙铸造法是否更好

使用单基牙的远中导板式间隙保持器时，即使导板水平部不接触对颌牙，但咀嚼如"米饼"等坚硬食物时咬合力增加可造成基牙向远中倾斜，如游离端义齿一样，咬合力过大时可使基牙松动。如前所述，甚至危害第二前磨牙牙胚。

Beke 等[29]曾报道，单基牙的远中导板式间隙保持器可导致第二前磨牙早失。因此，除在极短时间内可使用单个基牙的远中导板式间隙保持器，原则上都推荐两个基牙的远中导板式间隙保持器。

导板的水平部尽管与对颌牙不接触，但仍会间接承受咬合压力。当下颌第二乳磨牙早失时，第一乳磨牙作为基牙负担较重，上颌第二乳磨牙由于是一个牙对一个牙的咬合关系，容易伸长。因此，制作间隙保持器时可将导板的水平部与对颌牙接触。导板与金属预成冠是焊接在一起的，虽然当导板水平部承受咬合力时焊接部分没有分离，但仍要注意预防金属预成冠远中面变形。最好是使用铸造法制作该间隙保持器。

当使用两基牙时，两侧乳尖牙间的宽度与两侧第一乳磨牙间的宽度随着生长发育而增加，由于两者宽度变化不同，因此常认为不应将乳尖牙与第一乳磨牙连接共同作为基牙。但是，当使用单基牙时，由于导板在咬合力作用下变形倾斜，导板垂直部移位，极可能损伤第二前磨牙牙胚。为防止出现这种情况，常忽略乳尖牙及第一乳磨牙区牙弓宽度的变化，将两牙连接，共同作为基牙。尽管与第一乳磨牙相比，两侧乳尖牙间宽度增加更大；但在第一恒磨牙萌出前，两侧乳尖牙间宽度增加不大。综合上述情况，将乳尖牙与第一乳磨牙共同作为基牙较为理想[30]。

(2) 可摘式间隙保持器诱导第一恒磨牙正常萌出

对于第一恒磨牙未萌出，第二乳磨牙早失且牙槽窝已经消失的病例，我们一直在寻找诱导第一恒磨牙从正常位置萌出的合适方法。

第二乳磨牙早失，最早在3岁左右。3岁时第一恒磨牙牙胚的牙冠部已发育完成。与第一恒磨牙牙胚的牙冠颊舌径相比，早失牙区的牙槽嵴由于吸收，变得比较狭窄（图4.40-A）。

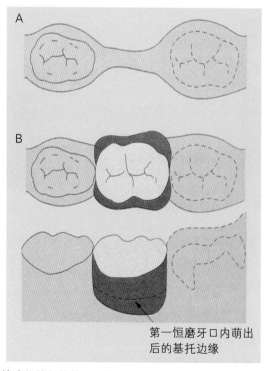

图 4.40　可摘式间隙保持器诱导第一恒磨牙正常萌出
A. 下颌第二乳磨牙早失，该区牙槽嵴颊舌侧吸收，与第一恒磨牙牙胚关系
B. 佩戴鞍状可摘式间隙保持器，防止第一恒磨牙牙胚在牙槽嵴内向近中移动

笔者尝试在患儿早失牙区佩戴鞍状可摘式间隙保持器（图 4.40-B），已成功将在牙槽嵴内、还未萌出的第一恒磨牙从正常位置诱导萌出。

此方法适用于第二乳磨牙单个牙早失，也适用于乳尖牙和第一乳磨牙均早失时。图 4.41 为使用可摘式间隙保持器诱导下颌第一恒磨牙从正常位置萌出的病例。图 4.41-A 所示，患儿下颌乳磨牙均已早失，佩戴可摘式间隙保持器 1 年后的口腔情况。图 4.41-B 为去除该间隙保持器后，显示基托可明显阻止第一恒磨牙近中移位。图 4.41-C 为第一恒磨牙萌出于正常位置。

采用本方法并取得成功的病例中，下颌较上颌多。即使出现上颌第二乳磨牙早失而间隙保持失败，第一恒磨牙近中倾斜移位，在采用间隙恢复装置后，上颌较下颌更易恢复间隙。

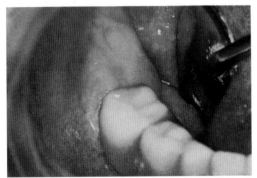

A. 佩戴可摘式间隙保持器 1 年后（5 岁 7 个月）

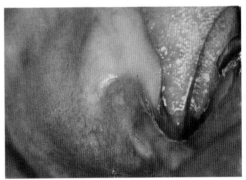

B. 基托明显阻止下颌第一恒磨牙近中移位（5 岁 7 个月）

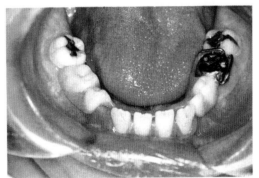

C. 基托诱导下颌第一恒磨牙萌出于正常位置（8 岁 6 个月）

图 4.41　可摘式间隙保持器诱导下颌第一恒磨牙萌出于正常位置

第二乳磨牙早失后应尽快佩戴可摘式间隙保持器，为下一步治疗打好基础。基托远中应与第二乳磨牙远中面平齐，基托颊舌侧边缘应尽可能深，而在第一恒磨牙萌出后，应及时磨短基托边缘，以免阻碍正常的生长发育（图 4.40-B）。

（3）应用第二乳磨牙分根保存法诱导第一恒磨牙正常萌出

一般来说，当第二乳磨牙无法保留时，应及时拔除该患牙并佩戴远中导板式间隙保持器。但笔者认为，如果第二乳磨牙远中根可以治疗，可只拔除近中根，用远中根部分作为基牙诱导第一恒磨牙从正常位置萌出 [32-33]。笔者采用这种方法也取得了较好的结果，故在此加以介绍。

本法仅适于下颌第二乳磨牙远中根可以保留的病例。

图 4.42-A 为下颌左侧第二乳磨牙患慢性化脓性根尖周炎的病例。牙冠明显缺损，颊侧牙龈根尖区瘘管形成。X 线片示近中根根尖存在病灶且病变累及根分叉区，远中根病灶较小，可行根管治疗予以保留（图 4.42-B）。根管预备、充填后（图 4.42-C），行分根术保留远中根，并拔除近中根。图 4.42-D 为拔除的近中根，可见根尖附着的病灶。图 4.42-E 为分根术后的 X 线片情况。第一乳磨牙深龋，行间接盖髓术，基牙使用铸造冠，对分根术保留的第二乳磨牙远中部也进行基牙预备。

上下颌取印模，灌注石膏模型，制作第一乳磨牙铸造冠，第二乳磨牙远中部分牙冠及导板整体铸造，之后导板一端放置在第一乳磨牙远中边缘嵴突起部，制作完成铸造冠导板式间隙保持器。

图 4.42-F、G，佩戴间隙保持器当日口腔内及 X 线片情况。

图 4.42-H、I，佩戴间隙保持器 11 个月后口腔内及 X 线片情况。第一恒磨牙𬌗面近中部分萌出于口腔，X 线片检查未见异常。与刚佩戴间隙保持器时比较，第二前磨牙牙胚发育明显。

图 4.42-J，佩戴间隙保持器 1 年 3 个月后口腔内情况，第一恒磨牙𬌗面完全萌出。

但本法不能长期使用，在第一恒磨牙萌出后，常需更换为其他类型间隙保持器。

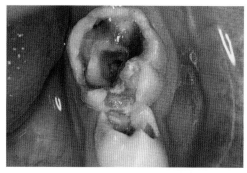
A. 第二乳磨牙牙冠严重缺损，牙龈颊侧存在瘘管

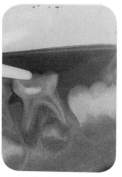
B. X 线片示：近中根根尖存在病灶，远中根有保留可能

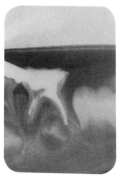
C. 远中根根管预备、充填

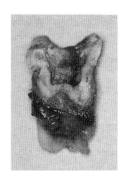
D. 拔除近中根，可见近中根根尖存在病灶

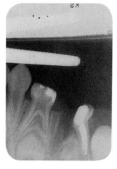
E. 行分根术，近中根拔除时的 X 线片

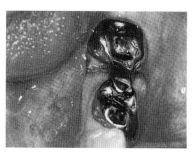
F. 佩戴间隙保持器后即刻口腔内情况（3 岁 11 个月）

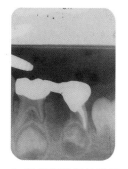
G. 佩戴间隙保持器后即刻 X 线片

图 4.42　下颌第二乳磨牙远中根应用分根法保留，诱导第一恒磨牙萌出于正常位置病例

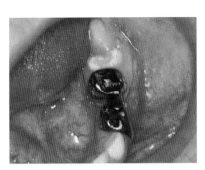

H. 佩戴间隙保持器 11 个月后，第一恒磨牙殆面近中部分萌出于口腔

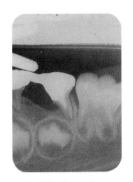

I. 佩戴间隙保持器 11 个月后的 X 线片，未见明显异常

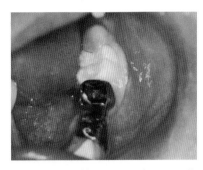

J. 佩戴间隙保持器 1 年 3 个月后，第一恒磨牙殆面全部萌出（5 岁 2 个月）

图 4.42（续）

第5节
乳牙列期多数牙早失的间隙保持

单颌 4~5 颗以上牙缺失时采用的间隙保持器有可摘式间隙保持器、舌弓式间隙保持器[35]，其中，乳牙列期多使用可摘式间隙保持器，混合牙列期上述三者均可使用。近年来，尽管乳牙列期多数牙缺失的情况逐渐减少，但仍存在。也就是说，可摘式间隙保持器仍在使用，尤其适用于乳前牙早失。

可恢复咀嚼功能和保持上下颌缺牙间隙的可摘式间隙保持器

由于可摘式间隙保持器的形态类似于成人的全口义齿或局部可摘义齿，而乳前牙区缺牙间隙基本不会缩小，所以，可摘式间隙保持器也被称之为儿童义齿。但是笔者这里所说的间隙保持器，与义齿有许多区别。

（1）优缺点

1）优点

①适用于多数牙早失。

②防止对颌牙过度伸长。

③改善美观效果。

④恢复咀嚼功能。

⑤预防缺牙对心理产生的影响。

⑥恢复发音功能、防止口腔不良习惯。

⑦不需要磨削牙。

2）缺点

①需要患儿配合才能达到间隙保持效果。

②间隙保持器易破损。

③患者可能丢失间隙保持器。

④存在诱发龋损风险。

⑤可损伤牙龈和黏膜。

⑥存在固位体和基托等可能会抑制牙列和腭部的生长发育风险。

⑦继承恒牙临近萌出时，需要调整基托。

⑧有时会形成口腔不良习惯。

（2）制作方法

1）取印模

可摘式间隙保持器的优劣与印模的质量密切相关。因此，制取印模时应仔细。乳牙早失时，牙槽骨内因包含继承恒牙牙胚，一般不会出现类似成年人缺牙区黏膜浮动、牙槽嵴丧失等情况。因此，与成年人的活动义齿相比，可摘式间隙保持器的印模制取相对简单。

但是儿童的上、下唇系带、舌系带、颊系带等与成年人相比，其附着位置多延伸至牙槽嵴顶，使可摘式间隙保持器的稳定性降低，易发生脱落。因此，制取印模时应在相关位置做好标记，并进行充分的肌功能修整。此外，下颌舌侧基托应足够长，以增加基托的稳定性。

一般而言，制取印模使用成品托盘即可。托盘的不合适之处，可使用蜡进行修整，再使用藻酸盐印模材料取模。但对于多数牙早失的情况，就需制作个别托盘以制取印模。

制取印模时，为尽量减少患儿的恐惧心理避免引起呕吐反应，应先取下颌印模。对呕吐反应较重的患儿，可嘱其在制取印模时深呼吸，或在制取印模前让患儿服用预防呕吐的药物。

2）基托边缘线的确定

可摘式间隙保持器多用于生长发育中的儿童，其若能伴随患儿的生长发育而不断变化是最理想的，但目前尚无法实现。因此，制作间隙保持器时，应尽可能不影响儿童颌面部、腭部、牙槽骨和牙列等的生长发育。因此，基托边缘线的确定非常重要，需要特别慎重。如前所述 [34-35]，笔者基于大量的临床观察以及对牙列、牙槽骨和腭部等生长发育的长期研究，确定了基托边缘线的位置。下文中，笔者又融入新的内容，对基托边缘线这一问题进行具体论述。

a. 上颌乳前牙区

如图 4.43 所示，上颌乳前牙区发生乳牙早失时，可摘式间隙保持器的唇侧基托边缘，最好位于牙槽嵴顶至前庭沟底的 1/2 或 2/3 处。这是因为继承恒牙临近萌出时，唇侧牙槽骨明显向唇侧发育，基托边缘应尽量接近牙槽嵴顶以避免限制该区牙槽骨的唇侧发育。当然，若基托边缘过于接近牙槽嵴顶会导致基托过短，间隙保持器稳定性降低，易脱落，无法正常佩戴，失去佩戴间隙保持器的意义。

前面笔者提到过乳牙拔除后牙槽嵴形态和生长发育的变化，这种变化不是按照某种规律一成不变的。牙槽嵴在继承恒牙萌出前 8 个月左右开始出现明显变化，之前很少变化。可摘式间隙保持器的基托在继承恒牙即将萌出时不可起阻碍作用，尤其在其固位较差时。上颌恒前牙萌出时，牙槽嵴前庭沟底区开始出现膨隆，随后膨隆逐渐接近牙槽嵴顶部，因此，可摘式间隙保持器可随继承恒牙的萌出而磨除部分基托边缘。

上颌唇系带的附着位置随儿童年龄增长而不断变化，儿童年龄越小，唇系带的附着

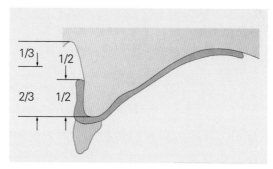

图 4.43　上颌乳前牙区唇侧基托的边缘线

越接近牙槽嵴顶部。制取印模时，应在该位置做好标记，使基托边缘避开唇系带，否则间隙保持器佩戴时易脱落。

如图 4.44 所示，乳前牙存在而乳磨牙早失的病例中，可摘式间隙保持器的腭侧基托边缘应与牙颈部一致，这样设计可增强固位，但同时存在易患龋的风险。

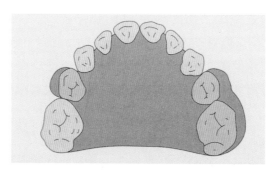

图 4.44　上颌乳前牙区腭侧基托边缘线，与腭侧牙颈部一致

b. 下颌乳前牙区

下颌乳前牙区可摘式间隙保持器唇侧基托边缘线的位置与上颌基本相同，位于牙槽嵴顶到前庭沟底部 1/2 或 2/3 处（图 4.45）。但下颌可摘式间隙保持器的固位力不如上颌，因此多设在牙槽嵴顶至前庭沟底部 2/3 处或更接近前庭沟底。

下颌乳前牙早失制作的可摘式间隙保持器舌侧基托边缘应尽量接近口底黏膜部（图4.45），以增强固位。此外，由于存在下唇系带及舌系带，制取印模时应进行肌功能修整，使基托边缘线避开上述系带。

乳磨牙早失、乳前牙存在的情况下，为增强固位，舌侧基托边缘应按图4.46所示设计在舌侧牙颈部。

c. 上颌乳磨牙区

上颌乳磨牙区可摘式间隙保持器的颊侧基托边缘线，原则上应与图4.47所示的乳前牙区唇侧基托边缘相同，设计在牙槽嵴顶到前庭沟底部的 1/2 或 2/3 处，以不阻碍正常的生长发育。

第一恒磨牙未萌而第二乳磨牙早失时，第二乳磨牙区颊侧基托边缘位置越深，越有利于第一恒磨牙在正常位置萌出。待第一恒磨牙萌出后，应将较深的基托边缘磨除。

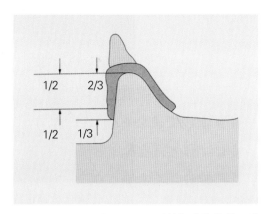

图 4.45　下颌乳前牙区唇舌侧基板边缘线的设计

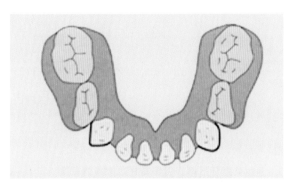

图 4.46　下颌乳前牙舌侧基托边缘线与舌侧牙颈部一致

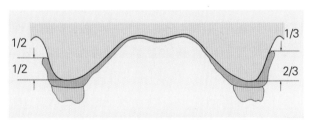

图 4.47　上颌乳磨牙区颊侧基托边缘线的位置

　　此外，上颌乳磨牙区可摘式间隙保持器的颊侧基托边缘应避开颊系带。个别乳磨牙存在时，基板边缘应与存留乳磨牙腭侧牙颈部一致（图 4.48），以增加间隙保持器的稳定性。但是，对于上腭较深，间隙保持器固位良好，佩戴合作或第二次佩戴矫治器已经适应的儿童，可摘式间隙保持器的腭侧基托边缘可与牙颈部几乎不接触，制作成基托呈匙状的可摘式间隙保持器（图 4.49）。

　　d. 下颌乳磨牙区

　　下颌乳磨牙区可摘式间隙保持器的颊侧基托边缘与上颌相同，位于牙槽嵴顶至前庭沟底的 1/2 或 2/3 处（图 4.50）。但下颌与上颌相比，固位较差，有时需将基托边缘延长。另外，基板边缘应避开颊系带。

　　如图 4.50 所示，下颌乳磨牙区可摘式间隙保持器的舌侧基托边缘应尽量设计在口底较深的位置，以增强固位。如前文中关于牙槽嵴生长发育的相关研究所述，乳牙列期，除第一乳磨牙外，其余部位几乎不发生变化。

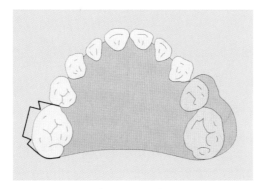

图 4.48　上颌乳磨牙区腭侧基托边缘线的位置

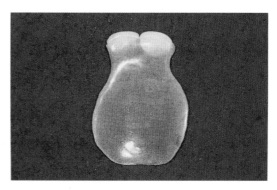

图 4.49　腭侧基托边缘与上颌乳磨牙牙颈部完全不接触的可摘式间隙保持器（提供者：后藤让治）

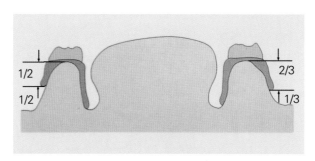

图 4.50　下颌乳磨牙区颊、舌侧基托边缘线的位置

存留个别下颌乳磨牙时，为增强固位，可摘式间隙保持器舌侧基托边缘设计在存留乳磨牙舌侧牙颈部，与乳前牙相同（图 4.51）。第一恒磨牙未萌出而第二乳磨牙早失时，同上颌一样，可摘式间隙保持器的颊侧基托边缘应尽可能接近前庭沟底部，以诱导第一恒磨牙在正常位置萌出；舌侧基托边缘也尽可能位于口底较深位置，使下颌比上颌更具有引导第一恒磨牙在正常位置萌出的作用。因为第一恒磨牙的牙冠大约在出生后两年半到三年发育完成，第二乳磨牙拔除后可能造成该区牙槽嵴颊舌径小于第一恒磨牙区牙槽嵴颊舌径，如果可摘式间隙保持器颊舌侧基托边缘位于接近前庭沟底处，可有效预防第一恒磨牙近中移位。图 4.52-A 是可摘式间隙保持器引导下颌右侧第一恒磨牙在正常位置萌出的病例。图 4.52-B 是去除该间隙保持器后的情况，可观察到远中部位牙槽嵴表面的压痕，这是为了诱导第一恒磨牙从正常位置萌出延长颊侧基托边缘所致，之后应及时磨短基托边缘。

　　e. 乳牙列期基板后缘的设计

　　在第一恒磨牙出龈前，上下颌可摘式间隙保持器后缘不能设计在第二乳磨牙远中向后的位置。因为从笔者指导吉嶺[36]关于第一恒磨牙生长发育的学位论文结果来看，第一恒磨牙萌出区的形态在不断变化，这种变化短期内会造成间隙保持器的不合适，也会阻碍第一恒磨牙在正常位置萌出。

　　第二乳磨牙早失时，恰当地设计可摘式间隙保持器的基托边缘，具有诱导第一恒磨牙在正常位置萌出的作用。这个适当的位置，应与早失前第二乳磨牙远中面的位置一致。由于第二乳磨牙拔除后，难以正确地判断此位置，应在拔牙前制取印模，并在石膏模型

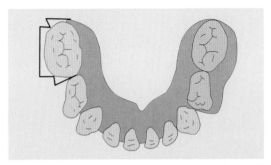

图 4.51　存留乳磨牙部位的舌侧基托边缘线的位置

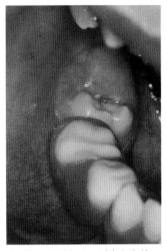

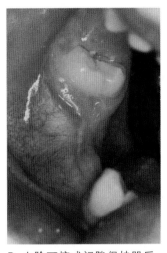

A. 合适的基托颊舌侧边缘线及
后缘线位置可诱导第一恒磨牙
在正常位置萌出

B. 去除可摘式间隙保持器后，
颊侧牙槽嵴表面出现压痕，应
及时磨短基托边缘

图 4.52　可摘式间隙保持器诱导下颌右侧第一恒磨牙在正常位置萌出
（提供者：后藤让治）

上进行调节。因此，初诊时制取口内印模，有利于咬合诱导各项诊疗工作的顺利进行。若初诊时第二乳磨牙已拔除，则按下述方法确定基板后缘位置。首先，如果早失第二乳磨牙对侧的同名牙位于正常位置时，如图 4.53 所示，通过健侧第二乳磨牙远中面向正中线做垂线，测量正中线到第二乳磨牙远中的长度，即是缺失牙侧基板后缘的适当位置。此外，测量健侧所有牙的近远中径，也可确定基托后缘的位置。

其次，若缺失第二乳磨牙的对颌同名牙处于正常位置时，常利用第二乳磨牙的末端平面关系多为垂直型这一特点，依据对颌同名牙远中面的位置确定可摘式间隙保持器的基托后缘（图 4.54）。垂直型末端平面关系虽然最为多见，但在乳牙列早期占 50%，后期仅占 35.8%，因此，完全采用此方法也有缺陷。最好拍摄 X 线片确定。

无论哪种情况，最好不要单独使用一种方法，宜多种方法并用。笔者曾尝试采用头颅定位侧位片等方法确定未萌第一恒磨牙的牙胚位置，但未能得到满意结果。

3）固位体

可摘式间隙保持器原则上不应使用固位体，但因牙早失状态、腭部形态和儿童配合程度等的不同，很多情况下仍需要固位体。

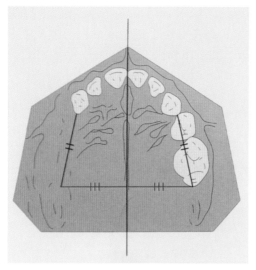

图 4.53 健侧第二乳磨牙位于正常位置时，缺失牙侧间隙保持器基托后缘的确定方法

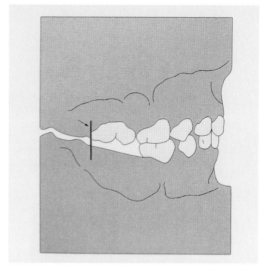

图 4.54 第二乳磨牙早失，对颌同名牙处于正常位置时，确定基托后缘的方法

早失牙两侧存在天然牙时，固位力较好，一般无须固位体（图 4.55-A、B）。而早失牙位于游离端时，固位力较弱，需要固位体（图 4.56-A、B）。

目前，临床上常用可摘式间隙保持器的固位体有：①改良式箭头卡、②球形卡、③单臂卡、④箭头卡、⑤克罗泽特卡环（Crozat's clasp）和⑥唇弓等。①~③项较常用，特殊情况下也使用④~⑥项。

a. 改良式箭头卡（Adamus's clasp）

如图 4.57 所示，改良式箭头卡多用于乳牙或倒凹较小的年轻恒牙，也称为

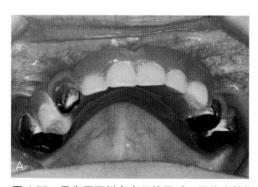
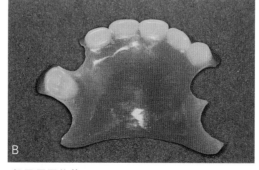

图 4.55 早失牙两侧存在天然牙时，固位力较好，一般无须固位体

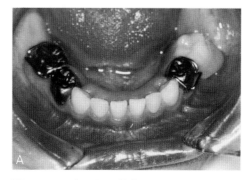
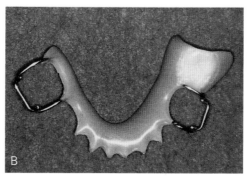

图 4.56 早失牙位于游离端时，固位力较弱，多须固位体

"Modified arrowhead clasp [37]，它有两个类似箭头的突起卡在牙冠颊面的近远中倒凹处，并用横臂梁连接以达到固位的目的，牙面易于清洁，且箭头卡无游离端，可避免损伤软组织。通常多用直径0.7 mm 的不锈钢丝弯制，需要增强固位时，可使用直径 0.8 mm 的不锈钢丝。

b. 球形卡（Ball clasp）

如图 4.58 所示，球形卡是在不锈钢丝的两端分别添加一球状体，将球状体插入楔状隙中固位。尽管固位力较弱，但制作简单，异物感小。市场上有成品出售，也可用银焊将不锈钢丝的两端做成球形。箭头卡的连接体通过两牙之间的𬌗方外展隙时，对于咬合紧的患者，有抬高咬合的危险。这类咬合紧的患者在仅存有一个楔状间隙的情况下，使用球形卡较为方便。

c. 单臂卡

如图 4.59 所示，可摘式间隙保持器中单臂卡的使用与活动义齿中相同，一般用直径为0.9 mm 的不锈钢丝弯制。对于乳牙和牙龈尚未退缩至正常位置的年轻恒牙使用单臂卡时，垂直向固位力较弱。

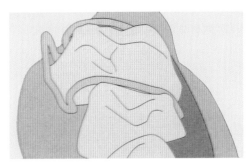

图 4.57　改良式箭头卡

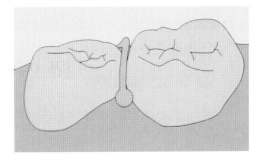

图 4.58　球形卡

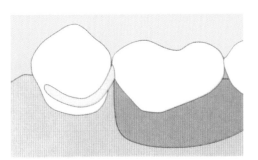

图 4.59　单臂卡

d. 箭头卡（Schwarz arrowhead clasp）

改良式箭头卡也称 "Modified arrowhead clasp" [37]，是箭头卡的改良体，箭头卡与改良式箭头卡具有相同的特征。如图 4.60 所示，箭头卡入两邻牙的楔状隙中进行固位，一般使用直径为 0.7 mm 或 0.8 mm 的不锈钢丝弯制。对于咬合紧，𬌗面不易通过如改良式箭头卡两侧存在连接体的患者，有时会使用此固位体。

e. 克罗泽特卡环

克罗泽特卡环和箭头卡一样，利用牙冠颊面的近远中倒凹固位。如图 4.61 所示，将石膏模型上的牙龈乳头刮除，使不锈钢丝与近远中牙颈部贴合，同时通过两邻牙间近远中边缘隆起部，围绕的连接体部分焊接，因此固位力很强。但由于与牙颈部贴合的不锈钢丝是游离的，会刺激或损伤两侧牙龈乳头。

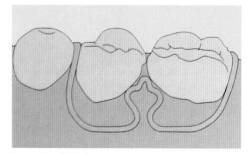

图 4.60　箭头卡

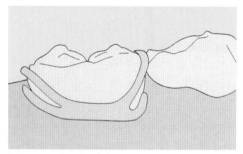

图 4.61　克罗泽特卡环

f. 唇弓

如图 4.62 所示，唇弓常用于防止下颌游离端型可摘式间隙保持器的远中端抬高。近年来，随着患者对美观要求的增强，即使在下颌也很少使用。唇弓一般用直径为 0.8 mm 的不锈钢丝弯制而成，唇弓中段位于 4 颗前牙唇面中部，两端于尖牙颊面近中 1/3 与中 1/3 交界处垂直弯向龈方，并在龈缘下缓折向殆方沿尖牙远中合外展隙至间隙保持器的基托内，双曲呈 "U" 形，可避免在切牙替换期引起两侧乳尖牙间宽度的显著增大。

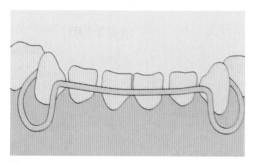

图 4.62　唇弓

制作可摘式间隙保持器时，应尽可能不影响牙的生长发育，原则上不使用固位体。

对于上颌 4 颗乳切牙早失的病例（图 4.63-A），一般使用无固位体的可摘式间隙保持器（图 4.63-B），但对于敏感患儿不适用。对于这类患儿，多在间隙保持器的左右两侧设计箭头卡（图 4.63-C），试戴后如图 4.63-D 所示，可继续使用。

患儿 3 岁 3 个月时佩戴该可摘式间隙保持器，为不妨碍正常的生长发育，在患儿 3 岁 10 个月时切除左侧的箭头卡（图 4.63-E），患儿无不适，可继续使用（图 4.63-F）。3 个月后即患儿 4 岁 1 个月时，切除另一侧的箭头卡，可摘式间隙保持器恢复至最初试戴时的形态（图 4.63-G），患儿无不适，可继续使用（图 4.63-H）。

要特别注意，若患儿的祖父母或父母佩戴活动义齿，他们很容易同情佩戴与老人佩戴义齿相似的可摘式间隙保持器的患儿，从而有可能同意患儿停止使用。但由于成年人和儿童对于佩戴这类装置的适应性完全不同，应指导患儿尽早习惯并坚持佩戴。

根据我们的调查[39]，对患儿进行大约 1 周的佩戴指导，即可使其适应并习惯佩戴可摘式间隙保持器。当一些与美观相关的间隙保持器破损时，部分患儿强烈要求当天修好。由此我们意识到，如今的儿童从幼儿期开始就强烈关注美观问题。

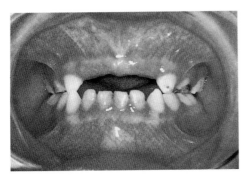

A. BA|AB 早失，且患儿敏感

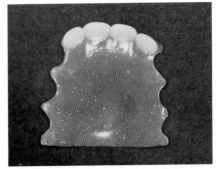

B. 最初制作的无固位体的可摘式间隙保持器，无法佩戴（3 岁 2 个月）

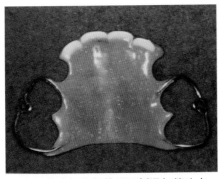

C. 在可摘式间隙保持器两侧添加箭头卡

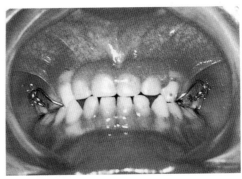

D. 患儿佩戴带有箭头卡的可摘式间隙保持器（3 岁 3 个月）

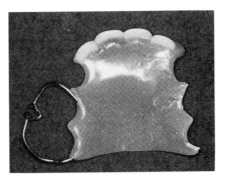

E. 切除左侧固位体（3 岁 10 个月）

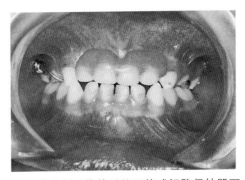

F. 切除左侧固位体后的可摘式间隙保持器可继续使用

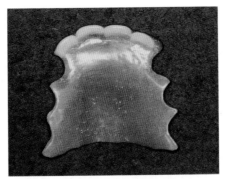

G. 切除右侧固位体（4 岁 1 个月）

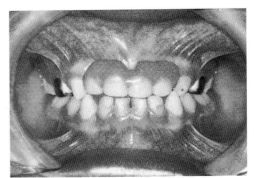

H. 切除右侧固位体后的可摘式间隙保持器可继续使用

图 4.63　可摘式间隙保持器治疗 BA|AB 早失并依次切除固位体的病例

　　乳牙列期，牙弓宽度会随生长发育而变化，原则上不应使用固位体。如图 4.64-A，B 所示，下颌 3 颗乳磨牙早失，第一恒磨牙尚未萌出的病例，多在乳前牙区弯制唇弓作为固位体，这种在前牙区设置唇弓的可摘式间隙保持器不妨碍乳尖牙间宽度的增长，但美观性较差。

　　如前所述，乳牙列期两侧乳尖牙间的宽度几乎无变化，因此，可摘式间隙保持器多在两侧乳尖牙上放置单臂卡环。当第一恒磨牙萌出时，间隙保持器稳定性增加，可去除单臂卡环，避免阻碍两侧乳尖牙间宽度的增加，并且比使用唇弓更加美观。

　　患儿，5 岁 3 个月，下颌 $\overline{ED|DE}$ 早失且两侧第一恒磨牙尚未萌出（图 4.65-A）。该患儿处于乳牙列后期，两侧乳尖牙间的宽度即将进入快速增长期，且第一恒磨牙尚未萌出，此时若佩戴无固位体的可摘式间隙保持器固位性较差。可在下颌两侧乳尖牙上设计单臂卡，作为可摘式间隙保持器的固位体（图 4.65-B），当第一恒磨牙萌出时，只要基托固位良好，便可逐一去除两侧的单臂卡环。

　　在熟知牙列各部位随儿童生长发育的变化情况下，选择合适的间隙保持器，可最大程度的降低可摘式间隙保持器对生长发育的阻碍。

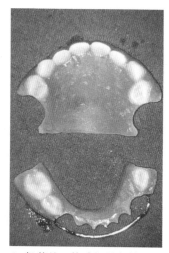

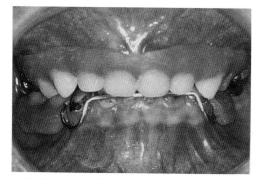

B. 使用唇弓的可摘式间隙保持器，美观性较差

A. 佩戴的可摘式间隙保持器

图 4.64　下颌 $\overline{ED|D}$ 早失，使用带有唇弓的可摘式间隙保持器；上颌 $\underline{D|D}$ 早失，使用不带有固位体的可摘式间隙保持器

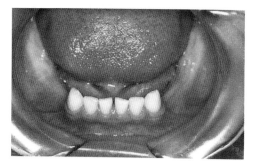

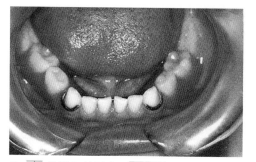

A. 患儿，5 岁 3 个月，$\overline{ED|DE}$ 早失，$\overline{6|6}$ 未萌

B. $\overline{C|C}$ 处设置单臂卡，$\overline{ED|DE}$ 区放置可摘式间隙保持器

图 4.65　下颌 EDIDE 早失，$\overline{6|6}$ 未萌，在 $\overline{C|C}$ 设置单臂卡作为固位体的可摘式间隙保持器

当采用可摘式间隙保持器移动牙时，需增强保持器的固位力，但也应尽可能选择不阻碍牙正常生长发育的固位体。

4）乳牙放置卡环牙位的选择标准

①选择牙根处于稳定期的乳牙作为基牙；不宜选择牙根已经生理性吸收，接近脱落的乳牙。

②左右侧同名牙间宽度大幅增加时，不应在该牙上设置卡环。

③尽可能不阻碍牙之间宽度的增加，选择在同侧基牙上设置卡环。

5）人造乳牙的选择

目前，人造乳牙种类较少，无法像恒牙一样自由选择其大小、色泽、形态等。在这为数不多的种类中，又各有其优缺点，临床使用应注意以下几点。

无论是前牙还是后牙，乳牙临床牙冠均小于解剖学牙冠，即口腔内乳牙解剖学牙冠的牙颈部位于龈下。笔者指导的外木[40]和朴[21]所做的同一乳牙的解剖学牙冠与临床牙冠及其龈缘位置变化的学位论文结果提示：乳牙脱落前，乳前牙解剖学牙冠的 1/5~1/3 及乳磨牙解剖学牙冠的 1/5~1/2 位于龈下。即在乳牙脱落前，临床牙冠小于解剖学牙冠（图4.66）。因此，与人造恒牙相比，人造乳牙不需要牙根，如使用有牙根的人造乳牙，在排牙时反而因要需磨去牙根而浪费时间。而即使已经排列完成，若解剖学牙冠的牙颈部不被牙龈色树脂覆盖，尤其当乳前牙牙冠近远中径小于牙冠高度也会有排列成恒牙样的感觉。

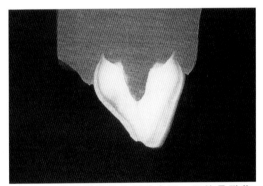

图 4.66　将要脱落的上颌乳尖牙。即使是脱落前，临床牙冠几乎无倒凹

因此，我们制作了易排列、无牙根的人造乳牙用于临床，并对无牙根乳牙与有牙根乳牙进行比较（图 4.67，图 4.68）。虽然我们研发的人造乳牙现已停产，但市场上仍存在有牙根和无牙根两类人造乳牙，推荐使用无牙根人造乳牙。两类人造乳牙均存在颜色过白这一缺点。

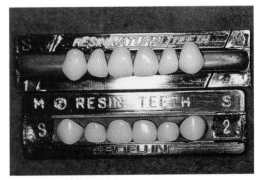

图 4.67　人造乳前牙
上排：有牙根　下排：无牙根

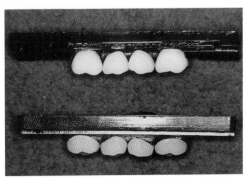

图 4.68　人造乳磨牙
上排：有牙根　下排：无牙根

6）人造乳牙的排列标准

可摘式间隙保持器的最主要目的是保持早失牙在近远中向及垂直方向上的间隙，同时也兼顾恢复美观、发音及咀嚼等功能。因此，在排列人造牙时，前牙主要是恢复美观、发音等功能，而后牙主要是恢复咀嚼功能。

在乳牙龋病发病率较高的时期，可摘式间隙保持器被广泛应用。但是几乎没有关于人造乳牙排列的研究，临床上多根据经验排牙。因此我们关注这方面的研究，并连续发表相关论文[41-44,46-52]。在此，我们将乳牙排列标准相关研究结果总结如下。

本研究观察 50 例牙排列及咬合关系正常的 3 岁儿童的口内石膏模型。将上颌两侧第二乳磨牙近中颊尖顶与左侧乳中切牙切缘三点构成的假想平面作为殆平面，并以此为基准进行测量。

a. 从咬合面观察乳前牙的排列[42-44]

从咬合面观察乳前牙，上下颌均呈近圆弧形排列。上颌圆弧形的中心点位于经上颌左侧第一乳磨牙远中末端向正中线做垂线的垂足正前方约 1.8 mm 处（图 4.69）。下颌也大约位于此位置[42]。

下颌 6 个乳前牙唇侧切缘基本位于弧线上。上颌乳中切牙唇侧切缘与乳尖牙牙尖位于弧线上；乳侧切牙唇侧切缘位于弧线舌侧约 0.7 mm 处，从咬合面观察乳牙排列时，上下颌均呈圆弧形排列，左右对称。上颌乳侧切牙位于圆弧线腭侧。

笔者在调整蜡堤时，以上颌左侧乳中切牙与左右两侧第二乳磨牙近中颊尖三点确立的假想平面作为殆平面。从咬合面观察，前牙区弯曲，以先前叙述的中心点为原点，以中心点距乳尖牙牙尖的距离为半径做圆弧。下颌的处理方法与上颌相同，上下颌乳尖牙与乳中切牙相比，早失病例较少，故较为好用。

如图 4.70 所示[43-44]，从咬合面观察，相对于乳前牙切端中线的旋转度，将这一结果与馨庭等[45]采用相同的方法对成年男性恒牙的测量结果（表 4.6）对比后可以发现，与恒牙相比，乳牙所有测量部位测量值波动较小，较为稳定。

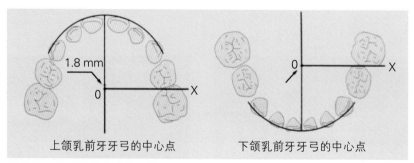

上颌乳前牙牙弓的中心点　　　　下颌乳前牙牙弓的中心点

图 4.69　从殆面观察乳前牙的排列状况[42]

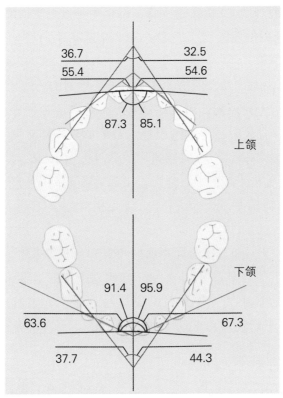

图 4.70　相对乳前牙正中线旋转度 [43-44]

表 4.6　相对恒前牙正中线旋转度，唇面近远中倾斜度，牙冠长轴唇舌向倾斜度[45]

		旋转度	近远中倾斜度	唇舌向倾斜度
上颌	⌐1	79.7	86.7	60.4
	1⌐	81.0	86.9	60.0
	⌐2	69.2	85.1	61.6
	2⌐	65.4	85.9	61.7
	⌐3	32.0	81.1	65.8
	3⌐	33.9	85.2	66.5
下颌	⌐1	89.3	91.3	68.0
	1⌐	90.5	89.2	69.1
	⌐2	71.1	91.6	71.4
	2⌐	72.2	89.0	70.3
	⌐3	41.4	84.6	75.0
	3⌐	44.8	85.9	77.0

b. 乳前牙的近、远中向倾斜程度[46-47]

乳前牙临床冠长轴与𬌗平面在近、远中向所成的角度，代表了牙的近、远中倾斜程度（图 4.71）。乳前牙与恒前牙（表 4.6）相比接近垂直，且波动值不大。

c. 乳前牙的唇舌向倾斜度[48-49]

如图 4.72 所示，乳前牙临床牙冠长轴与𬌗平面在唇、舌向所呈的角度，除部分下颌前牙外，乳牙唇舌向倾斜度比恒牙更接近垂直，但也不是所想象的那样垂直（图4.73）。

与恒牙列相比，乳牙列的旋转度、近远中向倾斜度和唇舌向倾斜度左右对称性较强，且上颌更为突出。

虽然饗庭等[45]的研究没有涉及，但笔者通过对临床排列的人造牙进行研究，测量乳前牙唇面切线或牙长轴相对于𬌗平面的唇舌向倾斜度。当乳前牙的唇舌向倾斜度以牙长轴的唇舌向倾斜度表示时，排牙时需要技师想象人造牙的牙长轴方向并进行排列。临床上多以乳前牙唇面切线测量乳前牙唇舌向倾斜度（表4.7，图4.72），由于可以直接目测，排牙较为方便。从咬合面观察乳前牙的排列，上颌看不到乳中切牙的唇面，乳侧切牙、乳尖牙越向远中方向越能清楚观察到唇面。与此相对应，下颌乳前牙的唇面均可以观察到。

d. 乳前牙切缘、牙尖相对于乳前牙𬌗平面的位置和覆𬌗关系[50]

图4.74所示为3岁儿童各乳前牙切缘和牙尖相对于𬌗平面的位置。上颌以左侧乳中切牙为基准进行测量，乳中切牙切端与蜡堤边缘平齐，乳侧切牙位于蜡堤边缘略靠近龈方，乳尖牙牙尖位于蜡堤边缘𬌗方约 0.8 mm 处。下颌所有前牙均位于蜡堤边缘

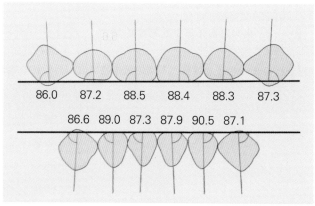

| 86.0 | 87.2 | 88.5 | 88.4 | 88.3 | 87.3 |
| 86.6 | 89.0 | 87.3 | 87.9 | 90.5 | 87.1 |

图 4.71　乳前牙的近远中倾斜度[46-47]

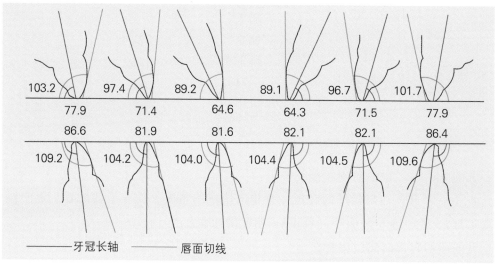

103.2	97.4	89.2	89.1	96.7	101.7
77.9	71.4	64.6	64.3	71.5	77.9
86.6	81.9	81.6	82.1	82.1	86.4
109.2	104.2	104.0	104.4	104.5	109.6

—— 牙冠长轴　—— 唇面切线

图 4.72　乳前牙牙冠长轴和唇面切线相对𬌗平面的唇舌向倾斜度[48-49]

殆方 2.2~2.3 mm。乳前牙区的覆𬌗为：乳中切牙、乳侧切牙约 2 mm，乳尖牙约 3 mm，且随着儿童年龄增长而减小。

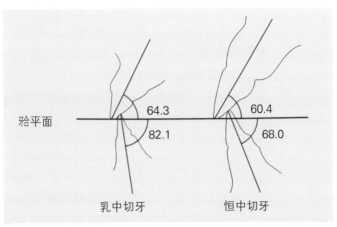

图 4.73　乳中切牙、恒中切牙的牙冠长轴倾斜度比较[45,48-49]

表 4.7　乳前牙唇面切线相对于𬌗平面的唇舌向倾斜度

		平均值	标准差	最大值	最小值
上颌	⌐A	89.1	5.3	107.0	74.5
	A⌐	89.2	5.6	108.5	76.4
	⌐B	96.7	4.4	114.6	89.6
	B⌐	97.4	4.9	112.5	86.1
	⌐C	101.7	4.4	113.8	93.4
	C⌐	103.2	4.3	113.8	95.5
下颌	⌐A	104.4	5.7	116.9	93.4
	A⌐	104.0	5.2	113.7	91.0
	⌐B	104.5	4.8	118.0	94.5
	B⌐	104.2	4.7	113.3	95.2
	⌐C	109.6	4.8	117.4	99.2
	C⌐	109.2	4.7	118.5	100.2

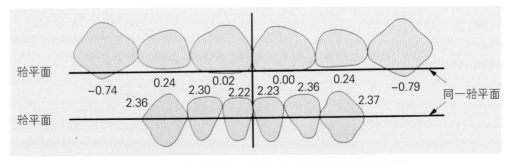

图 4.74　乳前牙切缘、牙尖相对于𬌗平面的位置关系 [50]

e. 乳牙列侧方牙群的唇颊面切线与殆平面的角度[51]

从正面观察牙列时，侧方牙群唇颊面切线与殆平面所成的角度在人造牙排列时非常重要。我们测量了 109 例牙列咬合正常的 3 岁儿童的口内石膏模型。结果如图 4.75 所示，上颌乳尖牙，第一乳磨牙及第二乳磨牙约呈 70°角，近乎垂直。下颌乳尖牙和上颌相同，约呈 70°角，牙位越向远中，角度逐渐减小，左右侧对称性逐渐增强。

f. 乳牙切缘、牙尖、咬颌顶点相对于殆平面的位置[52]

与前文所述的方法不同，本测量方法是以上下颌左右两侧第二乳磨牙近中颊尖与乳中切牙切缘三点确定一假想殆平面，测量乳牙切缘、牙尖和咬合顶点相对于此平面的位置（表 4.8）。

对于 3 岁患儿，医师可参考以上测量值排列人造乳牙。需要考虑到，牙排列及磨耗、咬合关系随儿童年龄的增长和生长发育不断发生变化。伴随这种变化，乳切牙切缘、乳尖牙牙尖和乳磨牙颊尖的连线会逐渐平坦。此外，对于天然乳牙保留较多的病例，需充分考虑天然牙的排列状况，若残留牙伸长，应调磨后再排列人造牙。

（3）制作可摘式间隙保持器的时机和佩戴后的管理

佩戴可摘式间隙保持器时，为避免间隙变小，应在拔牙前制作，以基托能覆盖拔牙创为最佳。考虑到牙槽骨的稳定期，间隙保持器应在拔牙 4 个月后佩戴，但从间隙缩小

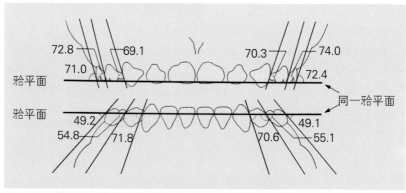

图 4.75 乳牙列侧方牙群的唇颊面切线与殆平面的角度[51]

表 4.8 乳牙的切缘、牙尖和咬合顶点相对于殆平面的位置[52]

切缘·咬合顶点		A	B	C	Dmb	Dml	Ddb	Ddl	Eml	Edb	Edl	Ed
上颌	左侧	——	0.16	−0.85	−0.40	−0.23	−0.31	0.25	−0.37	0.19	0.55	——
	右侧	−0.06	0.10	−0.84	−0.42	−0.18	−0.27	0.23	−0.35	0.14	0.51	——
下颌	左侧	——	0.19	0.46	−0.19	−0.51	−0.49	−1.15	−0.53	0.62	0.16	0.61
	右侧	0.00	0.14	0.42	−0.18	−0.44	−0.48	−1.08	−0.57	0.59	0.02	0.53

和美观方面考虑，此时佩戴过晚。临床实践表明，最迟应在拔牙后 1~2 周内佩戴间隙保持器，但牙拔除后四个月内存在牙槽骨的吸收，若间隙保持器因牙槽嵴吸收出现固位不良，则需调改基托。

继承恒牙萌出前约 8 个月时，牙槽嵴出现迅速膨胀，此时应磨改基托的边缘及组织面，以避免阻碍牙的正常生长发育。

图 4.76-A 是乳磨牙早失后佩戴可摘式间隙保持器的病例。临近前磨牙萌出时，牙龈黏膜产生压痕，该压痕不仅是由于咀嚼压力作用产生。图 4.76-B 是基托磨改前的口内情况。图 4.76-C 是磨除间隙保持器基托边缘和组织面后，重新戴入口内的情况。随着牙槽嵴膨隆的增大，即使继续磨削和调改基托也无任何意义。对于此类牙槽嵴不稳定病例更换为舌弓式间隙保持器较好。

患儿上颌 BA—AB 的早失，佩戴可摘式间隙保持器（图 4.77-A）。为加强固位，间隙保持器唇侧基托边缘覆盖至牙槽嵴高度的 2/3 处，继承恒牙临近萌出时，唇侧牙槽嵴出现膨隆，为不妨碍继承恒牙的生长发育，应磨除可摘式间隙保持器的部分唇侧基托边缘及组织面（图 4.77-B）。

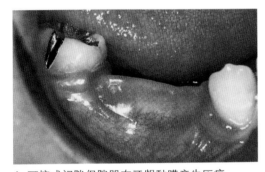

A. 可摘式间隙保隙器在牙龈黏膜产生压痕

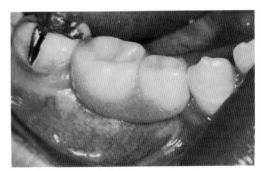

B. 磨除基托前的口内情况

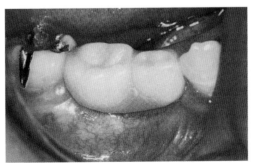

C. 磨除基托边缘和组织面后，重新戴入口内的情况

图 4.76　继承恒牙临近萌出时，可摘式间隙保隙器在牙龈黏膜产生压痕的病例（10 岁 10 个月）

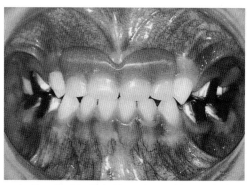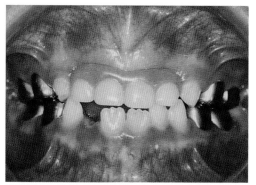

A. 佩戴可摘式间隙保持器时，唇侧基托边缘覆盖至牙槽嵴高度的 2/3（3 岁 3 个月）

B. 唇侧牙槽嵴开始膨隆，磨除间隙保持器部分唇侧基托边缘及组织面（5 岁 4 个月）

图 4.77　BA|AB 缺失，佩戴可摘式间隙保持器，随继承恒牙生长发育磨除部分基托

参考文献

［1］Brandhorst O W. Promoting nomal development by maintaining the function of the deciduous teeth. J A D A, 1932, 32（7）：1196–1203.

［2］井上直彦，伊藤学而，亀谷哲也. 咬合の小進化と歯科疾患. 東京：医歯薬出版，1986：139–150.

［3］Owen G D. The incidence and nature of space closure following the prenature exetraction of decidous teeth. A literature survey. Am J Orthod, 1971, 59: 37–49.

［4］Rönnerman K, et al. Alongitudinal study on the effect of unilateral extraction of primary molars. Scand J Dent Res, 1977, 85: 362–372.

［5］Yonezu T, Machida Y. Occlusal migration of the maxillary first primary molars subsequent to the loss of antagonists. The bulletin of Tokyo Dental College, 1997, 38: 27–32.

［6］町田幸雄. 乳歯の保隙装置の種類と選択//渡辺義雄. 歯科診療 Questions&Answers（Ⅲ）. 東京：六法出版，1981，1101–1111.

［7］町田幸雄，大塚弘介，植竹明子. わが国における保隙装置分類の問題点を整理する. 歯科技工，1984，12（11）：1406–1411.

［8］Holloway P J, Swallow J N, Slack, G L. Child Dental Health. 99. Bristol: John Wright & Sons LTD, 1969.

［9］Snawder K D. Handbook of Clinical Pedodontics. 265. Louis: The C V Mosby Co St, 1980.

［10］杉浦三香. 叢生歯列の発現に関する累年的研究. 歯科学報，1995，95：295–319.

［11］町田幸雄. 保隙装置装着後の定期診査. 歯科時報，1969，23（5）：10–11.

［12］町田幸雄. 可撤性保隙装置装着時の指導. 歯科時報，1969，23（3）：10–11.

［13］細矢由美子. 下顎第 1 乳臼歯抜歯後における歯槽部の形態変化と成長発育について. 歯科学報，1976，76：1771–1837.

［14］米津卓郎. 上顎第 1 乳臼歯抜歯後における歯槽部の形態変化並びに成長発育. 歯科学報，1981，81：1239–1330.

［15］須田　希. 上顎乳切歯抜歯後の歯槽部の形態変化と成長発育. 歯科学報，1982，82：713–759.

［16］須田　希，黄　麗俐，町田幸雄. 上顎乳切歯複数抜歯後における歯槽部の形態変化と成長発育. 歯科学報，1984，84：1737–1745.

［17］町田幸雄. 乳歯抜歯後における歯槽部の成長発育とその臨床応用. 日本小児歯誌，1989，27（3）：587–594.

［18］町田幸雄. クラウンループ保隙装置の製作法. 歯科時報, 1969, 23（7）: 2-3.

［19］町田幸雄. 臨床のヒント　クラウンループ保隙装置の作り方. デンタルダイヤモンド, 1979, 4（1）: 86-87.

［20］町田幸雄. クラウンループ保隙装置の臨床. 歯界展望, 1979, 54（4）: 549-565.

［21］朴　宣郁. 同一乳歯における解剖的歯、臨床的歯冠および歯齦縁の位置の変化に関する累年的研究. 歯科学報, 1993, 92（5）: 815-866.

［22］町田幸雄. 乳歯鋳造冠. 歯科時報, 1970, 24（1）: 2-3.

［23］町田幸雄. 乳歯鋳造冠について. 補綴臨床, 1973, 6（1）: 5-8.

［24］藤居弘通, 薬師寺仁, 水谷隆弥, 町田幸雄. 乳歯列の前・後期における第 2 乳臼歯遠心辺縁隆線と遠心端歯齦の高さの変化に関する研究. 歯科学報, 1985, 85（6）: 855-863.

［25］町田幸雄. 永久歯口腔内萌出まで観察した固定性保隙装置. 小児歯誌, 2004, 42（2）: 206.

［26］町田幸雄. インレーバー保隙装置. 歯科時報, 1968, 22（11）: 8-9.

［27］佐牟田和康, 佐古紘胤, 薬師寺仁, 尾崎ますみ, 今西孝博, 町田幸雄. ディスタルシュー保隙装置の臨床的観察（第 1 報）. 歯科学報, 1968, 68（12）: 1684-1699.

［28］佐牟田和康, 後藤譲治, 今西孝博, 町田幸雄. ディスタルシュー保隙装置の臨床的観察（第 2 報）. 小児歯誌, 1969, 72: 167-171.

［29］Beke A L, Yahner V B. Unerupted tooth loss caused by space maintainers. J Dent Child, 1968, 35（1）:33-35.

［30］町田幸雄. ディスタルシュー保隙装置. 歯科学報, 1979, 79（2）: 395-397.

［31］町田幸雄, 衣松勌生, 吉田昊哲. 可撤性保隙装置による未萌出第一大臼歯誘導の可能性について. 日本歯科評論, 1977, 421: 81-88.

［32］町田幸雄. 乳歯に対する歯根分割保存法の応用. 歯科時報, 1969, 23（7）: 2-3.

［33］薬師寺仁, 後藤譲治, 今西孝博, 町田幸雄. 第一大臼歯萌出誘導のため歯根分割保存法を応用した第二乳臼歯の観察（第 1 報）. 歯科学報, 1969, 69（7）: 1040-1055.

［34］町田幸雄. 可撤性保隙装置について―その2―. 日本歯科評論, 1971, 405: 65-72.

［35］町田幸雄. 多数歯早期喪失に対する保隙. 歯科ジャーナル, 1980, 11（4）: 469-476.

［36］吉嶺　光. 第一大臼歯萌出部位の成長に関する研究. 歯科学報, 1980, 805: 653-729.

［37］Adams C P. The design and construction of removable orthodntic appliance. 3rd and 4th ed. Bristol: Wright, 1964, 1970.

［38］町田幸雄. 可撤性保隙装置について―その3―. 日本歯科評論, 1976, 407: 121-129.

［39］佐古紘胤, 佐牟田和康, 薬師寺仁, 後藤譲治, 今西孝博, 町田幸雄. 可撤性保隙装置に関する実態調査. 歯科学報, 1967, 67（9）: 1185-1194.

［40］外木徳子. 同一小児における乳前歯の解剖学的歯冠. 臨床的歯冠および歯齦の歯冠被覆量の変化に関する累年的研究. 歯科学報, 1991, 91（12）: 1429-1491.

［41］町田幸雄. 乳前歯の人工歯排列. デンタルダイヤモンド, 1979, 4（6）: 86-87.

［42］亀井正仁, 吉田昊哲, 後藤譲治, 町田幸雄. 乳前歯歯列彎曲に関する研究. 歯科学報, 1979, 79: 1225-1231.

［43］町田幸雄, 宇留賀勝, 武田宏行. 乳前歯排列に関する研究（第 1 報）, 特に上顎乳前歯の捻転度について. 小児歯誌, 1973, 11（1）: 72-77.

［44］斉藤秀子, 薬師寺仁, 町田幸雄. 乳前歯の排列に関する研究（第 4 報）, 下顎乳前歯の捻転度について. 小児歯誌, 1976, 14（1）: 45-50.

［45］饗庭格太郎ほか. 前歯排列の研究（第 1 報~第 3 報）. 補綴誌, 1958, 2: 31-34, 141-144, 145-148.

［46］町田幸雄, 武田宏行, 宇留賀勝. 乳前歯の排列に関する研究（第 2 報）, 特に上顎乳前歯の近遠心的

傾斜度について. 小児歯誌, 1973, 11：146-150.

[47] 斉藤秀子, 細矢由美子, 田村万里江, 町田幸雄. 乳前歯の排列に関する研究（第 5 報），下顎乳前歯の近遠心的傾斜度について. 小児歯誌, 1976, 14：187-191.

[48] 町田幸雄, 宇留賀勝, 武田宏行. 乳前歯の排列に関する研究（第 3 報），特に上顎乳前歯の唇舌的傾斜度について. 小児歯誌, 1975, 13：133-141.

[49] 町田幸雄, 桐原俊治, 今村幸男, 宇留賀勝. 乳前歯の排列に関する研究（第 6 報），特に下顎乳前歯の唇舌的傾斜度について. 歯科学報, 1978, 78：1573-1582.

[50] 須田　希, 杉原　惇, 桐原俊治, 塩田映子, 町田幸雄. 乳前歯の排列に関する研究（第 7 報）—咬合平面に対する切端・尖頭の位置的関係並びにOverbiteについて—. 歯科学報, 1978, 78（11）：1647-1654.

[51] 高野博子, 米津卓郎, 草野　南, 町田幸雄. 乳歯側方歯唇・頬面の傾斜について. 小児歯誌, 1981, 19（1）：122~127.

[52] 古沢博行, 伴場せつゑ, 今村幸男, 杉原　惇, 町田幸雄. 乳歯列における切端・尖頭および咬頭頂の位置について. 歯科学報, 1979, 79：295-302.

第 **5** 章
间隙保持治疗前如何保护天然牙

天然牙是最佳的间隙保持器

近年来儿童患龋率降低的原因

牙萌出后 2 年内易患龋病

龋病预防是综合预防手段

牙萌出后 2 年内做龋病预防最重要

为了成功进行龋病预防

龋病预防的最佳途径是改善饮食习惯

预防龋病的口腔清洁指导与预防牙周疾患不同

考虑龋齿发生机制进行的预防龋病的口腔清洁指导

龋病预防必须得到家长协助

间隙保持的时间可长达 7~8 年。但是，一个间隙保持器多不能使用到此间隙保持完成，尤其是可摘式间隙保持器需要考虑牙的生长发育，一般 2 年需更换一次。因此，定期复诊必不可缺。天然牙是最优秀的间隙保持器，这点要向家长和患儿详细说明，使他们能够充分意识到预防龋病的重要性。

对于因遭反对而不能向自来水中添加氟化物的国家，要做好龋病的预防工作，需要口腔医师或护士向每个个体进行预防教育。并且，针对每个发育时期进行指导，否则无法达到预期的防龋效果。应让那些由于牙早失而佩戴间隙保持器的家长和患儿了解到，天然牙的保存最为重要，相对于支付间隙保持器的治疗费，龋病的预防费用更有意义。

今后的口腔医疗工作不应仅围绕治疗工作展开，更应从预防角度入手。为此，应该争取一切机会，对大众进行教育。这也是每位口腔医师的责任。笔者正在鼓励相熟的口腔开业医师开展此方面工作。

后面将详述龋病的综合预防方法。对于刷牙防龋，如多数论文所述，两者并无直接关系。

从理论上讲，刷牙对于龋病预防是有效的。只是迄今为止我们没有严格按照理论方法具体实施才会造成今天预防无效的结果。日本口腔医师学会曾大力提倡 3×3×3 的清洁方式，但这种严格的清洁方式应在乳牙或恒牙萌出后约 2 年内实施，之后，由于牙体硬组织逐渐发育成熟，牙患龋的可能性降低。所以，在乳牙期 4 岁至 5 岁、恒牙期 6 岁至 15 岁的清洁尤其重要。

目前，在众多龋病预防方法中改善饮食习惯的方法最为有效。规律的饮食习惯可促进牙体硬组织矿化和再矿化，推荐使用含氟牙膏。

第1节
近年来儿童患龋率降低的原因

从 1960 年代—1970 年代，乳牙龋病如洪水般泛滥。笔者在儿童口腔科诊疗工作期间从事了大量的龋齿治疗工作。当龋齿治疗完成后，不到 1 年时间又因再次患龋来院就诊的患儿很多。虽然，已对患儿在口头上进行了牙清洁和饮食指导，却未取得良好的效果。

之后，笔者曾对所有就诊儿童每隔 4 个月进行一次实践性刷牙指导，收效仍然不大[1]。因此，笔者意识到综合防龋的重要性。但由于当年儿童的口腔环境非常恶劣，即使采用了所有预防龋病的方法也基本无效。

近年来，日本及欧美的发达国家乳牙龋病明显减少，笔者很遗憾地认为这并非是我们进行防龋工作的成果。在笔者本人从事儿童口腔诊疗工作的 30 多年中，乳牙龋病不是缓慢减少的，而是突然、提前实现的。在迄今为止实施的各种龋病预防方法未见明显效果的同时，乳牙龋病却急剧减少，笔者也无法得知其原因所在。日本资深的儿童口腔医学专家，已故的深田英朗教授也曾做过 21 世纪儿童牙科现状的演讲，就 1980 年儿童龋病风暴为何得以终止的原因进行了分析[2]，但深田教授对乳牙龋病急剧减少的原因也没有做出定论。当时，乳牙龋病不断减少，而恒牙龋病的罹患率却一直增加。从这点考虑，笔者认为或许在乳牙萌出期，由于某种重要原因造成了乳牙龋病的急剧减少，如婴幼儿期摄取的奶粉是否为原因之一等。因此，笔者对各个厂家的奶粉成分进行调查。其结果显示，奶粉成分的改变和乳牙龋病的减少几乎同期发生。厂家为使奶粉成分与母乳尽量相同，对奶粉成分进行改善，蔗糖被替换成乳糖，这可能是乳牙龋病减少的重要原因之一。与此同时，欧美也采取了改良奶粉成分的措施，可以推测出这正是日本和欧美国家乳牙龋病得以减少的原因。一般认为，牙膏中的氟化物减少了乳牙龋病，但笔者通过临床观察认为远非如此。如今大部分人更多地摄取低含糖量的食物、糖替代品，并使用含氟牙膏，这些物品的同时使用是令口腔环境得以改善的重要原因。

第2节
儿童龋病预防是综合预防

龋病的预防方法包括：口腔清洁、氟化物的应用、饮食指导、预防性窝沟封闭等，这些方法各有利弊。

刷牙清洁法对唇（颊）面及腭（舌）面很有效，但对于小的窝沟裂隙及邻面几乎无效。窝沟封闭对小的窝沟裂隙有效，对光滑面却无良好效果。而与小的窝沟裂隙相比，氟化物对光滑面龋的抑制作用更为明显。因此，龋病预防应该是各种预防方法并用的综合预防。

龋病预防的最理想状态是，不需要个人努力就能达到最好的预防效果。方法之一是向自来水中添加氟化物。最近，由于厚生劳动省将这一工作交给各地方政府完成，遭到多数国民的反对，以至于无法实施。就目前现状而言，只能很遗憾的采取个人指导的方法进行预防。

下面阐述的龋病预防方法，并非单纯地罗列教科书的内容，而是基于笔者的研究和30多年从事儿童口腔诊疗工作的临床经验总结。

1. 与预防牙周疾病不同的龋齿预防的刷牙指导

刷牙指导预防龋病，需要由专家进行全面的个人指导和患者忠实地履行相结合才能成功。笔者曾经利用厚生省口腔疾病实际调查结果[3]对1岁、2岁至5岁各个年龄段儿童的刷牙率和龋病患病率的关系进行调查，结果如图5.1所示。即每天刷牙的儿童，在1957年、1963年、1969年和1975年急剧增加，但龋病患病率却几乎无变化。之所以选用如此旧的资料仅想说明：当时的牙膏中并未添加氟化物，龋病的预防效果不明显。因此，近年来有学者认为儿童龋病患病率下降的主要原因是牙膏中添加氟化物。

对于牙周病的预防和治疗，多数文献认为与刷牙有很大关系。但是，也有临床论文[5]认为刷牙和龋病预防无关。大量基础研究结果证实，去除食物残渣及牙菌斑，减少致龋菌的这种刷牙方法若能切实实施，应该是有效的。

然而，笔者对所有前来就诊的患儿及家长进行了20 min以上的清洁指导，指导前后拍摄口内照片，追踪观察近30年，发现切实实施清洁法极为困难。即使当时可以清洁得

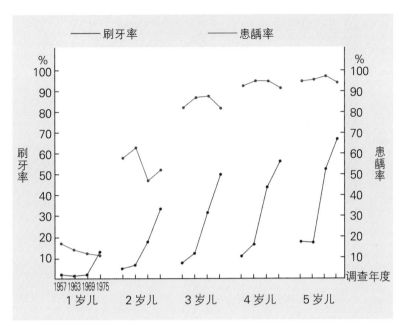

图 5.1　刷牙率和患龋率的关系[4]
注：刷牙率：每天刷牙的儿童。以上各年龄段数据分别测于 1957、1963、1969、1975

非常彻底，但能坚持每日认真清洁口腔的患儿几乎没有。尽管患儿及家长知道定期复查时一定会检查牙的清洁状态，不刷牙便来就医的患儿也大有人在。

图 5.2-A 是一位从 8 岁开始，每隔 4 个月接受刷牙指导，连续 3 年来医院定期复查的患儿口内照片，可见口腔内菌斑附着。图 5.2-B 是来院当日刷牙后的口内状况。像这样的儿童很多，他们可以把牙刷得很好，但这种情况只能发生在患儿接受检查并清洁牙的特定时期。经调查，能够认真刷牙的儿童仅占 1%~2%。

图 5.3 是某男孩的口内情况，男孩的家长是位每天在临床上强调刷牙重要性的口腔医师，如图所示，该男孩可以说是没有刷牙。由此说明，对儿童进行刷牙指导绝非易事。

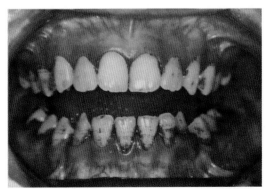

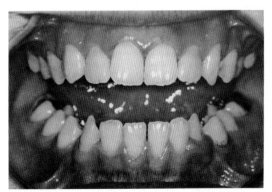

A. 来医院定期复查时的口内状况，可见菌斑附着（11 岁 1 个月）

B. 来医院当天，刷牙后的口内状况，无菌斑附着

图 5.2　3 年间，每隔 4 个月进行刷牙指导的儿童的口内照片

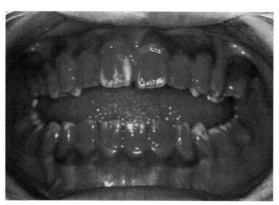

图 5.3　某男孩的口内情况，可以说是没有刷牙（12岁 3 个月）其家长是位每天在临床上强调刷牙重要性的口腔医师

　　在乳牙龋病似洪水泛滥的时代，热衷于龋病预防的研究机构曾对清洁牙措施不当这一现象指出："原因是医师指导不力"。一直致力于指导并掌握了大量第一手资料的笔者想说："那么，我希望将患儿送到该龋病预防研究机构，调查该机构指导刷牙清洁的效果。"但非常遗憾未能真正实施。

　　也可见一些仅以特殊情况便一概而论的文献。因此，为更好地说明事实，在论文中，一定要注明总例数、发生例数及最终结果如何等。例如，因清洁指导过于严厉，未能坚持下来的患儿很多，但也有非常认真并坚持到底的患儿。直到现在笔者仍深感实施刷牙指导的困难性，但是别无选择，只有继续努力坚持做下去。

　　（1）*以最合适的力度刷牙*

　　刷牙力度过小，软垢清洁效果就无法达到预期的目标，相反地，力度过大则易损伤牙和牙龈。图 5.4 所示为刷牙力度过小的儿童刷牙前后软垢的附着情况，几乎没有差异。图 5.5 所示为家长为儿童刷牙时力度过大使牙龈退缩、乳牙牙根外露的情况。

　　笔者把刷牙力度最小、去除软垢效果好的压力定义为最佳适用力，Skreb 法的最佳适用力儿童和成人均为 300 g [6,7]。Bass 法的最佳适用力成人为 200 g~300 g。但 Bass 法与 Skreb 法相比较，Bass 法的软垢清洁效果较低[8]。

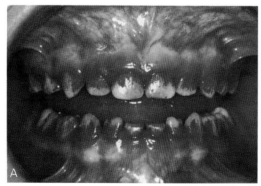

A. 刷牙前（4岁 0 个月）

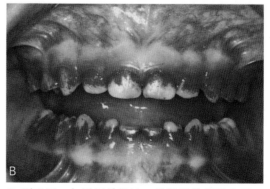

B. 刷牙后，与刷牙前相比，软垢附着情况几乎无变化

图 5.4　刷牙力度过小的儿童刷牙前后软垢的附着情况

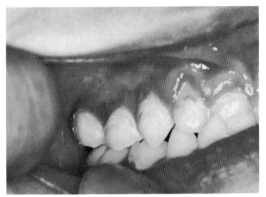

图 5.5　家长为儿童(3 岁 0 个月)刷牙时力度过大使牙龈退缩、乳牙牙根外露(提供者:大多和由美)

图 5.6 所示为对同一儿童的乳牙列分别施予 100 g 和 300 g 的刷牙力度进行软垢清洁效果的比较。图 5.6-A 为使用 100 g 的刷牙力度清洁前,牙面有较大范围的软垢附着;图 5.6-B 为医师使用 100 g 的刷牙力度清洁后,牙面软垢几乎未被除去;图 5.6-C 为同一儿童两天未清洁牙,牙面软垢与使用 100 g 的刷牙力度清洁前后的软垢附着状况几乎相同。与此相反,使用 300 g 的刷牙力度清洁后,牙面软垢几乎完全被去除 (图 5.6-D)。因此,100 g 和 300 g 的刷牙力度清洁牙面软垢的效果差异非常显著。

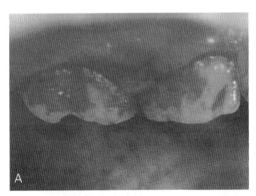

A. 100g 的刷牙力度清洁前

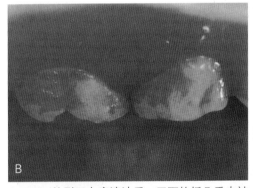

B. 100g 的刷牙力度清洁后,牙面软垢几乎未被去除

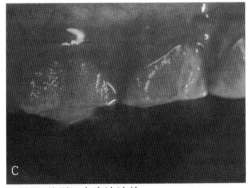

C. 300g 的刷牙力度清洁前

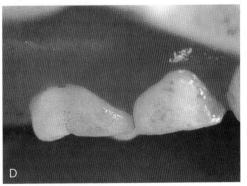

D. 300g 的刷牙力度清洁后,牙面软垢几乎完全被去除

图 5.6　同一儿童,分别使用 100 g 和 300 g 的刷牙力度清洁牙面软垢,清洁效果比较

　　为了让儿童了解各自的刷牙力度和刷牙次数，从而进行适当的刷牙指导，我们开发并使用了刷牙训练机 [9]。使用刷牙训练机（图 5.7）可获知个人的平均刷牙压力，最大、最小刷牙压力，刷牙次数，刷牙压力的不规则数值等，可方便地指导患儿采用最合适的压力刷牙，必要时还可将数据打印出来交给患儿以备用。另外还可测量软垢的清洁效果，使用非常方便。但是非常遗憾，由于该训练机不被理解，未能制造和出售。在此基础上，我们又开发了更简单低廉的装置（图 5.8）。本装置在刷牙过程中可立即感应到过高或过低的刷牙压力，并修正为最佳压力，十分方便。但本装置在准备投产出售时，又被迫终止。因此，目前只能使用图 5.9 所示的装置，用秤测量刷牙压力，感觉最佳刷牙压力 300 g 时的力值大小，以便在刷牙时实施。希望在不久的将来可使用刷牙训练机更科学地指导刷牙。

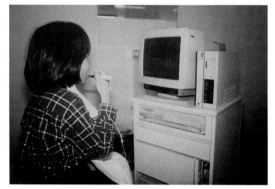

图 5.7　根据我们设计所制造的刷牙训练机

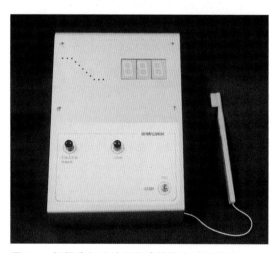

图 5.8　根据我们设计所制造的简易刷牙训练机

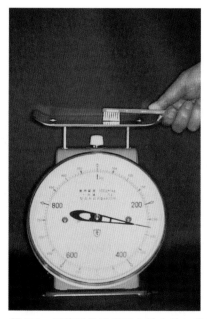

图 5.9　目前测量刷牙压力的方法，将牙刷头部放在秤上，感觉最佳刷牙压力 300 g 时的力值大小

　　最近，有学者认为 300 g 并非最适合的刷牙压力，这个力值过大。但一直以来所说的刷牙压力是刷毛部分全面接触牙面得出的力，其实这不是刷牙压力而是洗刷牙的力量（Brushing force）。因此，日本比较倾向使用刷毛部分顶端较小的牙刷，最适合的刷牙压力自然变小。压强是指单位面积受到的力，正确的说法是 Brushing pressure，在欧美两者是混用的。

笔者提议，将 Brushing force 称为洗刷压力，Brushing pressure 称为洗刷压强[10]。以洗刷压力得到的不同数值，若以洗刷压强来表示则为 1 cm² 约受 1000 g 的力，无论如何变化结果几乎是相同的。因此，希望今后可以使用洗刷压强来表示刷牙力度。

（2）鼓励婴幼儿家长帮助后续刷牙

低龄儿童自己刷牙一般很难做到全牙面的清洁，并且刷牙压力一般不足，达不到预防龋病的作用。为了让儿童养成良好的习惯，除了让他们自己刷牙外，还需家长帮助其后续刷牙，提高防龋效果。

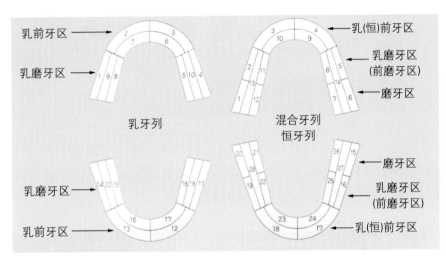

图 5.10　刷牙部位分区和顺序

帮助儿童后续刷牙至几岁为止较合适，虽然有很多根据儿童运动功能发育状况等决定的方法，但是笔者建议，刷牙指导时按图 5.10 所示的刷牙部位进行分区并决定刷牙顺序，在乳牙列期上下颌牙列分成 20 个区，混合牙列期和恒牙列期上下颌牙列均分为 28 个区。观察儿童大约几岁时能够用牙刷接触到牙的所有部位，以此判断家长帮助其后续刷牙的终止年龄。研究显示，终止年龄七岁左右较为合适[11]。

根据我们的调查[12]，儿童的刷牙压力如图 5.11 所示，大多以比最合适刷牙压力稍弱的压力清洁；如图 5.12 所示，母亲却是以有时过弱、有时过强、有时适中的不均匀刷牙压力帮助儿童刷牙。因此，希望家长能够掌握最适合的刷牙压力为儿童进行后续刷牙。

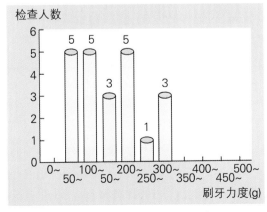

图 5.11　指导前儿童刷牙力度分布[12]

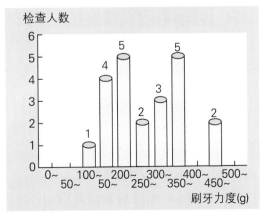

图 5.12　指导前母亲为儿童刷牙力度分布[12]

　　图 5.13 为某 6 岁 6 个月儿童在刷牙指导前自己刷牙后软垢的清洁情况。上下颌前牙区及第一恒磨牙未清洁。该儿童处于混合牙列期，牙列分为 28 个区，应指导以最适合的刷牙压力进行清洁。

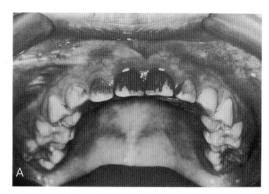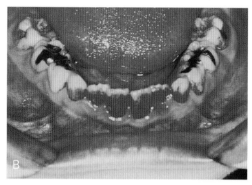

图 5.13　清洁效果不充分的儿童的软垢清洁情况(6 岁 6 个月)

　　后续刷牙时，家长将儿童的头靠在自己的膝盖上进行"睡态刷牙"（图 5.14），既可仔细观察儿童口腔内情况，又可让儿童在放松状态下达到最佳的刷牙效果。家长也可采用站在儿童背后的站立式刷牙方法（图 5.15）。

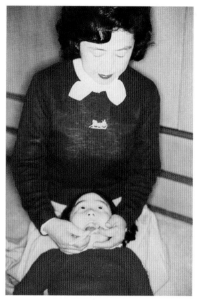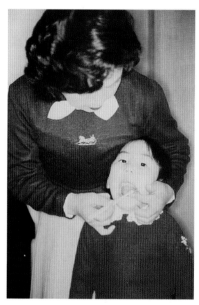

图 5.14　家长最佳的后续刷牙方式 "睡态刷牙"　　　　**图 5.15　家长站在儿童背后的站立式后续刷牙方式**

　　帮助儿童后续刷牙绝非易事。笔者向家长询问时，回答是"每日都能够正确实施"。而向软垢清洁情况不好的儿童询问时，患儿却回答："妈妈很忙，我自己刷，她无法帮助我"。

　　（3）适当的刷牙时期和频率

　　从 Stephan[13]的产酸曲线来看，进食后应立刻刷牙，但现实中很难做到。边进食边开会，即使在宾馆或餐厅进餐后也很难做到立刻刷牙。笔者也经常和口腔同行一起就餐或外出旅行，包括笔者在内，就餐后立刻刷牙者很少。虽然大家都明白进食后应立刻刷牙，但社会环境还无法满足实施条件。这种情况需要改善。

儿童的后续刷牙最好在较易完成的环境中进行。龋病的好发时期是在牙体硬组织未成熟即牙萌出后 2~3 年内，在这段时期认真地实施后续刷牙，可以在很大程度上抑制龋病的发生。预防龋病不是终生都使用同样的方法，而是在某个时期进行重点实施。这个特别重要的时期就是儿童期。

最理想的刷牙时间点是每日三餐和进零食后立即进行。尤其是进食了含砂糖的零食和主食后更应注意做到。

2. 出龈后的牙体硬组织成熟和再矿化活用

乳牙和恒牙出龈后矿化尚未完成，之后在口腔内逐渐成熟，同时耐龋性也随之增加。

我们[14]对用 20 K 金合金嵌体修复的恒牙进行临床观察，出龈后两年内患龋并修复的恒牙，后期在其他牙面患龋率非常高。而出龈后两年以上，根据适应证和诊断进行修复的恒牙，已修复牙面以外的牙面，几乎没有患龋，这可能是由于牙体硬组织已经成熟。

乳牙和恒牙的成熟期不同，临床观察显示，多为各自出龈后的 2~3 年。因此，乳中切牙开始出龈（出生后 6~7 个月）、第二乳磨牙开始出龈（2~3 岁）；同样，下颌恒中切牙开始出龈（6~7 岁）、第二恒磨牙开始出龈（12~13 岁）。在牙出龈后的 2~3 年期间，是牙体硬组织未成熟时期，需特别注意预防龋病。

此外，在患龋早期，若具备适当的条件牙体硬组织可以再矿化自愈。规律饮食和唾液中存在的氟化物有助于再矿化。

已经跨过牙体硬组织未成熟期，努力促进牙体硬组织再矿化也可预防龋病，但最为重要的时期是儿童期。

3. 改善饮食生活

Weiss 等[15]对学龄前儿童进食零食次数和龋病之间的关系进行调查，如图 16 所示，进食零食次数越多，龋齿增加越明显。西野等 [16]也指出，龋齿数目多的儿童，多为喜欢随时摄取零食的儿童。

用糖质溶液漱口后，Stephan 曲线值下降，而摄取含糖食物 2~4 min 后软垢 pH 酸碱度的变化曲线也是急剧下降（图 5.17），两者均达到可使釉质发生脱矿的 pH 5.5 以下。

Stephan 发现，在之后 40 min 内，pH 酸碱度可逐渐恢复至初始值。同时，pH 酸碱度降低的程度和持续时间还与软垢的量、糖的种类和浓度、食物的流动性、细菌种类以及唾液的流出量等相关。

在牙面的软垢界面，酸可持续时间约 2 h。而软垢的 pH 酸碱度恢复到正常状态后持续的时间越长，再矿化的可能性就越大。因此，进食后至下次进食时间间隔 3 h 以上较为合适。如图 5.18 所示[17]，反复摄取含糖食物，软垢 pH 酸碱度可持续维持在使釉质脱矿的 pH 酸碱度以下，是发生龋病的主要原因。提示进食零食次数与龋齿增加呈正相关。

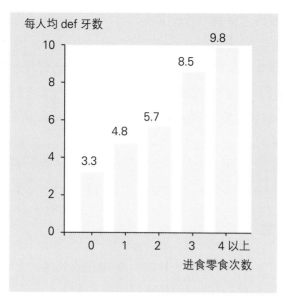

图 5.16　学龄前儿童进食零食次数和 def 牙数间关系[15]
def(d:乳牙龋坏,e:拔除乳牙,f:充填乳牙)(Weiss 等)

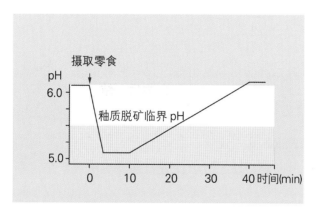

图 5.17　摄取含糖零食后软垢 pH 酸碱度急剧下降的示意图[17]
(Birch 等)

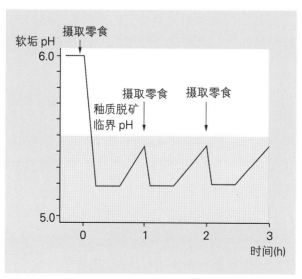

图 5.18　反复摄取含糖食物后，软垢 pH 酸碱度持续维持
在使釉质脱矿临界 pH 酸碱度以下[17] (Birch 等)

赤坂，深田等[18]对保育管理机构所提供的刚出生幼儿的患龋状况和饮食习惯之间的关系进行调查。结果显示，和普通家庭相比，幼儿园儿童患龋率明显低。幼儿园儿童三餐整体的营养摄取状况与普通家庭相比无明显差异。但是，零食的摄取次数为平均每日1~2次，砂糖的摄取量约为普通家庭的一半。因此，幼儿园的患龋率较低可能与砂糖摄取量少、零食摄取次数少、规则的饮食及零食的摄取习惯等有关。

多数临床和基础研究表明，砂糖的摄取与龋病的发生密切相关。竹内等[19]调查研究第1~6学年的小学生患龋率与国民的人均年砂糖消费量之间的关系（图5.19）。结果显示，随砂糖消费量的增加，龋病也随之增加，两者之间存在明显的相关性。但在第二次世界大战后，砂糖消费量几乎为零的时候患龋率也为40%左右。

Gustafsson等[20]对瑞典Vipeholm精神病院436例患者砂糖摄取量和龋病之间的关系进行了5年的调查。结果显示，相比砂糖的绝对摄取量，摄取的次数和食品的性状与龋病的发生有更密切的关系。如图5.20所示，正餐或零食时摄取含砂糖的食品，龋病的发生率增高（红线所示），尤其是摄取类似花生糖类黏性较高的点心，龋病的发生率更高。另外，仅在三餐时摄取相等含糖量的食物，却发现龋齿的增加率较低（蓝线所示）。仅在三餐时饮用糖水，也显示相同的结果。

根据测定出的各种糖质溶液作用后软垢pH酸碱度低下，得出Neff[21]的结果。如图5.21所示：果糖、葡萄糖和砂糖呈相同曲线，与砂糖有同样高的龋病发生率。但Guggenheim[22]报告指出大鼠摄取添加了各种糖质的食物后，结果如图5.22所示：与葡萄糖、果糖、乳糖、麦芽糖和淀粉各组相比，砂糖组龋病发生率较高。各种糖质在口腔内细菌作用下产酸，而砂糖和其他糖质不同，它在变形链球菌的作用下合成不溶性葡聚糖，附着于牙面上阻止酸在唾液中扩散，使得牙更易发生龋损。由此可知，婴幼儿的主要营养源人工乳成分中的蔗糖替换为乳糖，为降低患龋率做出了巨大贡献。

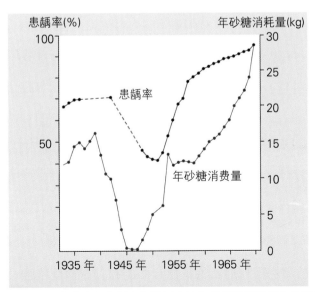

图 5.19　小学儿童患龋率与国民人均年砂糖消费量间的关系[19]
（提供者：竹内光春）

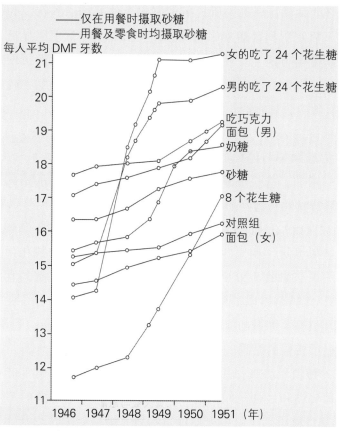

图 5.20　Vipeholm 龋蚀研究[20]（Gustafsson 等）
DMF. D：恒牙龋蚀，M：缺失恒牙，F：充填恒牙。花生糖：将花生放入砂糖和奶油混合煮制的液体中，得到的一种黏性很大的糖

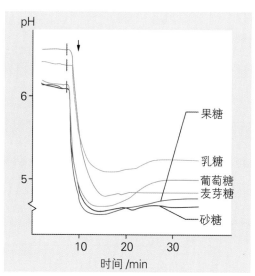

图 5.21　各种糖质溶液作用后,软垢的 pH 酸碱度降低[21] (Neff)，↓:糖质溶液作用时

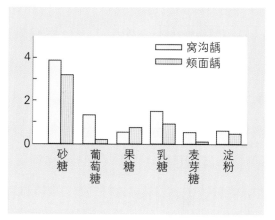

图 5.22　各种糖质溶液作用后，龋病的发生[22]（Guggenheim 等）

　　砂糖作为常用的甜味添加剂及价格便宜的能源，非常受欢迎，且被广泛使用。现在多数家庭常在市场上购买点心和食品，并不是所有食品均在家中自己制作，在这种状态下，无法了解砂糖的摄入量。

曾有部分口腔医师开展了无糖运动，但这是很难实现的。砂糖作为一种重要的营养源，不可能完全不摄取，但由于其与龋病的发生密切相关，所以应尽量控制摄入量。此外，也希望市场上的甜味食品制造商，能使用一些无龋病源性且能促进牙质再矿化的砂糖替代品[23]。

话虽如此，实施起来却并非易事。现在比较可行的饮食习惯相关的龋病预防法就是尽量减少砂糖的摄入，三餐间和零食间均应至少保持再矿化所需的 3 h 以上的规律进食间隔，且尽量不食用会长时间存在于口腔内的黏性含糖食物。

在 1976 年那个龋病泛滥的年代，以"婴幼儿、青少年龋病预防对策"为题，东京都齿科医师会公共卫生委员医师们曾召开过一次座谈会。会上，各位委员医师提出了"自出生后就管理好饮食习惯的幼儿园儿童无龋齿发生"的观点。

如表 5.1[24]所示为幼儿园儿童和一般儿童患龋率的对比情况。相对于一般儿童 3 岁时 87.38%的患龋率，幼儿园儿童 26.47%的患龋率是非常低的数值，且 19 例患龋儿童均曾以某种形式在幼儿园外生活过，而一直在幼儿园内生活的儿童几乎没有发生龋损。幼儿园儿童的主食是人工乳，零食和一般家庭也无不同，同样是饼干、煎饼、曲奇和水果等，饮料为乳酸饮料和橙汁等，同时也没有刷牙漱口的习惯。由此可见，幼儿园儿童患龋率为零的主要原因是规律的生活习惯。

表 5.1　幼儿园患龋儿童人数与患龋率[24]

平均年龄	被检人数	患龋人数	患龋率 /%	一般儿童患龋率 /%
0 岁儿	26	0	0	0
1 岁儿	165	5	3.03	9.38
2 岁儿	134	5	3.73	49.75
3 岁儿	34	9	26.47	87.38
总计	359	19	——	——

注：43 个 0 岁儿童中，已有 26 例牙齿萌出，将其作为被检者

当时对于这个问题笔者也有很多疑问，现在看来基本是正确的。早餐 8 点，上午加餐 10 点，中餐 12 点，下午加餐 14：30，晚餐 16：30，这种规律的饮食生活可防止龋病的发生。

笔者认为各种龋病预防方法应同时实施，但其中饮食习惯的改善是预防龋病的最有效途径。

4. 窝沟封闭剂的应用

窝沟封闭剂对于预防窝沟裂隙处的龋坏非常有效。特别是应用于易患龋的第一、第二恒磨牙效果最佳。

窝沟封闭开始应用时，笔者对多数恒牙采取这一措施。但是，实施了窝沟封闭的牙从沟裂顶端开始出现龋损（图 5.23），而当进行充填治疗时，窝洞抗力性差，因此，窝沟封闭曾于一段时间停止使用[25]。这是由于材料技术落后和口腔环境最恶劣的年代共同造成的。

之后，随着材料技术的不断进步和儿童口腔环境的逐渐改善，窝沟封闭的有效性被重新认识，现如今已被广泛使用。

图5.24所示的下颌第一恒磨牙于6岁7个月时行窝沟封闭，到14岁7个月时仍无龋损，而之后出龈、还未完全萌出的第二恒磨牙却已经发生龋损。同一儿童口腔内出现此现象说明行窝沟封闭术的有效性。

窝沟封闭应在牙出龈后，隔湿环境下尽早实施，之后定期复查，脱落部位应重新封闭。对于封闭材料无特殊要求[26]，但对于正处在建立咬合过程中的儿童，为不妨碍正常咬合的建立，选择能逐渐磨耗的材料较为妥当。

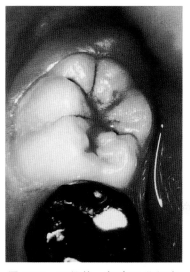

图5.23 下颌第一恒磨牙进行窝沟封闭后，窝沟裂隙前端发生龋损病例

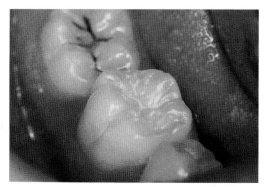

图5.24 6岁7个月时下颌第一恒磨牙行窝沟封闭，至今无龋损发生，第二恒磨牙已发生龋损(14岁7个月)(提供者:久保周平)

5. 氟化物的应用

氟化物最理想的应用方法莫过于无须大家努力便能够发挥效果的自来水加氟法。美国很多地方都在实施。遗憾的是，日本厚生劳动省曾责成各个地方政府实施，结果却遭到多数反对而未能实施。而其他的氟化物全身应用法如使用氟化物片剂、将氟化物添加至食盐和牛奶中等也几乎未能实现。

除此之外，还有牙面涂布法、漱口法和牙膏中添加氟化物等方法，特别推荐每天使用含氟牙膏。患儿和家长对氟化物的牙面涂布有时会出现过度信任的现象，应特别注意。

对于漱口法，以新泻县为中心，最近各地均取得了较好的效果，这是件非常好的事情。

笔者曾对就诊患儿实施，但因合作不佳，以失败告终。漱口法在幼儿园、小学集体实施，能够取得很好的效果。同时，笔者也考虑漱口法不仅对牙面有局部作用，如果饮用一部分或许可通过全身起到加强作用。

第 3 节
以引导预防龋病成功为目的

前面已经强调过龋病预防是一项综合预防的工作，为了引导这些预防方法成功地实施，需做好以下几方面工作。

1. 理论说明和精细的个人指导

曾经在日本大学松户口腔医学部举行的日本儿童口腔医学学会上，笔者曾有幸看到谷津教授展示的大正时代（1911—1926 年）龋病预防的 16 mm 胶片，令人吃惊的是当时的内容与现在相比几乎没有变化。对于广大国民，在那么早的时代就已经开始实施的与如今几乎相同的龋病预防指导，却几乎没有取得效果。

产生上述结果的原因之一就在于，进行的防龋指导工作过于敷衍，没有做详细的理论说明。例如应说明龋病发生的机理、氟化物的作用机制和刷牙的必要性等。同时检查龋损活动性和测定刷牙压力，在此结果上进行说明和指导才是重要的。应该让大众认识到，与支付龋病的治疗费相比，支付预防龋病的指导费更有意义。

东京齿科大学儿童口腔医学教研室，以米津卓郎讲师为中心，在日本国立市口腔医师会协助下对 1 岁 6 个月、2 岁、3 岁和 5 岁儿童口腔检查并进行龋病预防指导。如表 5.2 所示，日本国立市所有接受了口腔健康指导的 470 例 1 岁 6 个月、2 岁、3 岁和 5 岁儿童，患龋率和人均龋齿数与其他调查报告相比，明显降低。

表 5.2　患龋状况比较[27]

患龋 报告者	患龋率（%）			人均龋齿数			调查年度
	1 岁 6 个月	2 岁	3 岁	1 岁 6 个月	2 岁	3 岁	
米津等	10.9	30	58.1	0.29	0.92	3.35	1986
卫生部	9.9	38.8	72.4	0.33	1.77	4.29	1981
上冈等	33.3	46.4	79.3	0.3	1.7	5.2	1986

厚生省和上冈等调查的均是 1 岁儿童

图 5.25 为日本国立市儿童口腔健康管理系统，在解说、检查等进行的同时，分别进行20分钟以上的个别指导。

```
┌────────────────────────────┐
│ 1岁6个月儿童口腔科健康诊察 │
└────────────────────────────┘
      │   母亲教室（以幻灯形式进行预防龋病的讲座）
      │   口腔内检查 开始龋活跃性检测试验
      │   保育环境，刷牙情况，零食情况的问诊
      │   个别指导（对每人进行刷牙指导，零食指导）
      │   对于已患龋及龋活跃性检测 ++ 以上的儿童，1岁9个月时进行个别指导
      ▼
┌────────────────────┐
│ 2岁儿童口腔健康诊察 │
└────────────────────┘
      │   母亲教室（预防龋病，关于口腔不良习惯和咬合状况讲座）
      │   口腔内诊察，菌斑染色
      │   保育环境，刷牙情况，零食情况的问诊
      │   个别指导（对每人进行刷牙指导，零食指导）
      ▼
┌────────────────────┐
│ 3岁儿童口腔健康诊察 │
└────────────────────┘
      │   口腔内诊察
      │   保育环境，刷牙情况，零食情况的问诊
      │   个别指导（对每人进行刷牙指导，零食指导）
      ▼
┌────────────────────┐
│ 5岁儿童口腔健康诊察 │
└────────────────────┘
          口腔内诊察
          个别指导（对每人进行刷牙指导，零食指导）
```

图 5.25　日本国立市儿童口腔健康管理系统[27]

2. 低龄儿童家长的协助

婴幼儿龋病预防必须得到家长的协助。上幼儿园前的儿童所接触的范围比较狭小，如能得到家长协助，可以确保龋病预防的实施，也是防止乳牙患龋的最佳时期。

3. 各领域人群的理解和协助

迄今为止，预防龋病无法取得成功，得不到各领域人士的理解和协助是重要原因。尤其是近期，如果得不到家庭尤其是祖父母、幼儿园、小学和中学教师、医师、营养师、厨师、糕点师和地方政府行政人员等各个领域人士的理解和协助，是无法切实实施龋病预防的。

对于这些人，通过详细解释并获得理解绝非易事。例如，许多国家早已普及自来水添加氟化物，但在日本仅仅进行氟化物漱口也有人持反对意见。同时，虽然强调限制砂糖的摄取量，但迄今为止市场销售的食品中仍在使用砂糖，若不标出食品含糖量，大家也无从知晓。

4. 社会环境和习惯的改变

　　尽管我们口腔医师说"餐后应尽早刷牙"，但各工作场所却没有多数人可同时刷牙的环境，会议中进餐也没有留出刷牙的时间。西餐中，一般在甜点后会以饮用加糖的咖啡结束。从预防龋病的观点来看都是非常不好的习惯。各种社会环境及习惯能否改变，也需要各领域人士的大力协助。

参考文献

［1］町田幸雄. 齲蝕予防の方向を探る、刷掃指導. 歯科学報, 1977, 77 (6)：943-945.

［2］深田英朗. 深田英朗先生を偲ぶ、21世紀の小児歯科はどうなる. 京都：永末書店, 2003, 59-64.

［3］厚生省医務局歯科衛生課編. 昭和50年歯科疾患実態調査報告. 東京：医歯薬出版, 1975.

［4］町田幸雄. 小児齲蝕の予防、具体的なプラークコントロール. 歯界展望, 1977, 49 (1)：146-151.

［5］Sutcliffe P. A longitudinal clinical study of oral cleanliness and dental caries in schoolchildren. Arch Oral Biol, 1973, 18: 765-770.

［6］松崎和江, 外木徳子, 長谷川浩三, 矢島　功, 町田幸雄, 井坂隆一. 小児の最適歯磨圧について、小児歯誌, 1985, 23 (1)：88-93.

［7］松本小織, 外木徳子, 長谷川浩三, 町田幸雄, 井坂隆一. 永久歯列期におけるスクラブ法の最適歯磨圧について. 歯科学報, 1985, 85 (8)：1225-1229.

［8］一戸小織, 外木徳子, 長谷川浩三, 町田幸雄, 風間政人. 永久歯列期におけるバス法の最適歯磨圧について. 歯科学報, 1987, 87 (10)：1373-1378.

［9］長谷川浩三, 外木徳子, 星　和江, 町田幸雄, 井坂隆一. 刷掃訓練機と使用結果について、歯科学報, 1984, 84 (4)：659-665.

［10］長谷川浩三, 町田幸雄. Brushing　forceとBrushing　pressureとの関連性について. 日衛生誌, 1996, 46 (5)：658-665.

［11］町田幸雄. 小児に対する保護者の刷掃期間に関する一決定法. 小児歯誌, 2003, 4 (1)：317.

［12］大多和由美, 山口さやか, 外木徳子, 薬師寺仁, 町田幸雄. 小児自身の刷掃時と母親による後磨き時の歯磨圧と清掃効果について. 歯科学報, 1990, 90 (12)：1457-1462.

［13］Stephan R M. Changes in the hydrogenion concentration on tooth surface and in carious lesion. J A D A, 1940, 27:718.

［14］田中丸治宣, 町田幸雄, 宍倉寛一. 出齦後年齢からみた幼若永久歯に対する20k金合金インレー修復後の臨床成績. 歯科学報, 1989, 89 (10)：1639-1947.

［15］Weiss R L, Trithart A H. Between-meal eating habits and dental caries experience in preschool children, Am J Pub Health, 1960, 50: 1097-1104.

［16］西野瑞穂, 下野　勉, 鈴木俊行, 祖父江鎮雄. 小児の間食の実態と齲蝕罹患状況. 小児歯誌, 1972, 10 (2)：104-107.

［17］Birch R H, Huggins D G. Practical Paedodontics, The Caries problem and its treatment. Edinburgh and London: Churchill Livingstone, 1973: 88-111.

［18］赤坂守人, 宮沢裕夫, 井上　悟, 本橋正史, 前田隆秀, 小河由美子, 柳沢宗光, 河村サユリ, 望月兵衛, 深田英朗. 集団保育児 (乳児院児) のう蝕罹患と保育環境について. 日本歯科評論,

1976，406：202-208.

［19］深田英朗，飯塚喜一，榊原悠紀田郎，武石信治，鮫島鷹一. 砂糖とう蝕についての考え方（座談会）. 日歯会誌，1975，27（10）：1027-1053.

［20］Gustafsson B E, Quensel C E, Lanke L S, et al. The Vipeholm Dental Caries Study: Effects of different levels of carbohydrate intake on caries activity of 436 individuals observed for five years, Acta Odont. Scand, 1954, 11: 232-364.

［21］Neff D. Acid production from different carbohydrate sources in human plaque in situ. Caries Res, 1967, 1: 78-87.

［22］Guggenheim B, König K G, Herzog E, et al. The cariogenicity of different dietary carbohydrate tested on rats in relative brotobiosis with streptococcus producing extra-cellular polysaccharide. Helv Odont Acta, 1996, 10: 101-113.

［23］高添一郎，松久保隆，岡田茂孝，中島良和，桜井みわ. 歯を守る甘味料. 東京：ティピイジャパン，1997.

［24］町田幸雄，笠井寿美雄ほか. 乳幼児・幼少年齲蝕予防対策について（そのⅠ、そのⅡ）座談会. 紫耀，1976，24（5）：26-35、24（6）：28-40.

［25］町田幸雄. 齲蝕予防填塞法の見直しについて. デンティスト，1986，11（8）：8-9.

［26］久保周平，田中丸治宣，町田幸雄. 無機球状フィラー配合の小窩裂溝填塞材に関する臨床成績. 口腔衛生会誌，1996，46（3）：281-289.

［27］米津卓郎，杉山光子，三上久里子，町田幸雄. 口腔衛生指導下における低年齢児の齲蝕罹患状態に関する研究. 歯科学報，1985,88（3）：557-564.

索　引

A

Activator 矫治器　64

安氏远中型 II 类错殆畸形　50

B

Begg 细丝弓　12

闭锁型乳牙列　30，36

C

唇弓　53，64，122，124，126

D

对刃殆　26，27，35，47，48，49，
50，59，60，61，64，69，70，72

E

Edgewise 方丝弓　12

G

功能性后牙反殆　51，52

功能性矫治器　64

功能性前牙反殆　58，60，63

骨性前牙反殆　58，59，65

H

殆干扰　51，52，55

后牙反殆　13，25，47，48，49，51，
52，53，54，55，56，69，70，72

后牙锁殆　8，9

混合牙列期　2，51，53，54，55，73，
80，116，145，146

J

箭头卡　63，122，123，124，125

K

克罗泽特卡环　122，123，124

空隙牙列　7，8，9

口呼吸　67，68

口腔不良习惯　2，23，25，37，47，48，
67，68，69，70，73，80，116，117，
154

M

萌出时间　94，95

Q

嵌体导板式间隙保持器　85，88，100，
101

龋病预防　3，137，138，139，140，
142，151，153，154

S

Spee 曲线　34

上颌前突 9，25，47，48，49，68，69，
70，71，72，73，74，75，76

深覆殆　8，9，35，48，49，50，58，
59，60，68，69，70，72，73